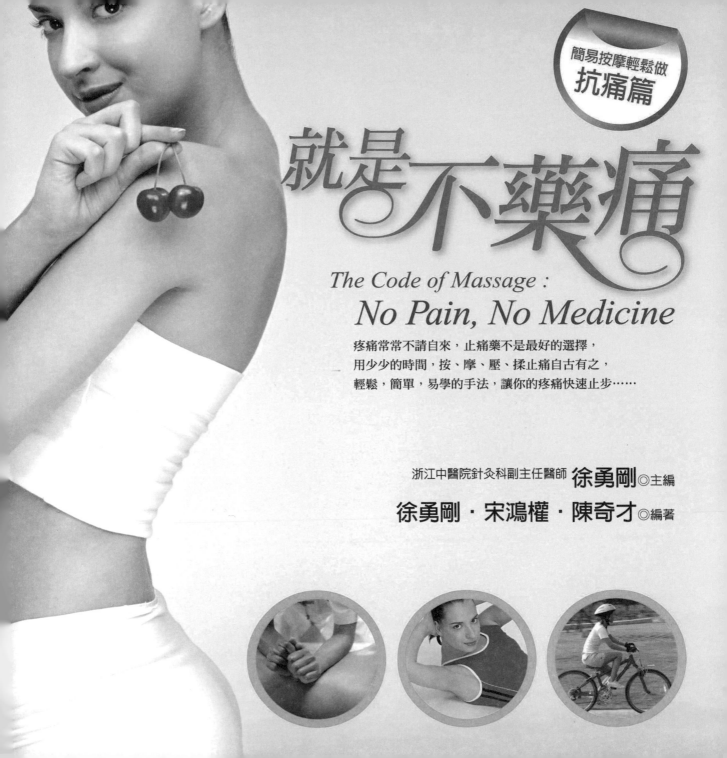

就是不藥痛

The Code of Massage :
No Pain, No Medicine

疼痛常常不請自來，止痛藥不是最好的選擇，
用少少的時間，按、摩、壓、揉止痛自古有之，
輕鬆，簡單，易學的手法，讓你的疼痛快速止步……

浙江中醫院針灸科副主任醫師 徐勇剛◎主編

徐勇剛・宋鴻權・陳奇才◎編著

讓疼痛成為你的過去式

《健康新亮點》出版後，病人和讀者們給了我很多的鼓勵。大家認為穴位療法簡單、有效、方便，不需要一針一劑、不需要特別的場地、不需要特別的時間，就可以達到改善病情、提高人體抗病能力的效果，適合自己在家操作。於是我就思考，既然有那麼多讀者對穴位感興趣、對中醫感興趣，還有沒有其他關於穴位的特色病況可以採用這種簡單的方式介紹給我的病人和讀者呢？於是我想到了來我們門診部就診最多的病況——疼痛。

在我工作的針灸科，因為疼痛來看病的人很多。有的人困擾於頸、肩、腰、腿的疼痛，不能正常地上班；有的人每天忍受著頭痛的折磨，不能愉快地生活；有的女性則被每個月來一次的痛經所煩惱；還有胃痛、肚子痛、牙痛、咽喉痛……

我國古老的中醫對疼痛有著深刻的認識。中醫學認為「不通則痛，通則不痛」，意思是說人體的氣血經脈不通暢時就會發生疼痛的病症，而一旦氣血經脈得到了暢通，那麼疼痛就不再發生了。

其實，穴位療法治療疼痛的功效早已得到全世界的認可。1972年美國總統尼克森訪華的時候，就被針刺穴位鎮痛的神奇效果所折服。而針灸，乃至中醫也是藉由這個事件被全世界所關注並廣泛傳播。

我每天都能遇到很多被疼痛折磨的病人，並用針灸為他們解除痛苦。但針灸畢竟用到了針，不少病人還是對其有畏懼心理；而且做針灸治療需要經常到醫院，費時費神。在現在這個競爭激烈的社會，有些人為了工作，就只能忍著痛、熬著痛。

能不能在家採用穴位療法治療自己的病痛呢？答案是肯定的。鄰居家80歲的大伯前幾天經常小腿抽筋，雖然不是什麼大病，但每天晚上不能睡好，非常痛苦。我上門用穴位按壓的方法爲他治療了一次，到現在就再也沒有發過。其實很多時候，手頭並沒有針，我就用手指對病人的穴位進行按壓，同樣可以達到刺激穴位的效果。

　　本書總結了以往工作中治療疼痛比較有效的一些簡單的穴位療法，讓沒有受過專業訓練的人也可以採用簡單的穴位療法，爲自己或周圍的親戚朋友緩解疼痛——這樣我也就達到了寫這本書的目的。

浙江省中醫院針灸科副主任醫師

徐勇剛

徐勇剛

2010.7

Content 目錄

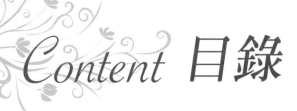

讓疼痛成為你的過去式　　02

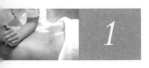

1　按摩 —— 最自然的止痛法

現代人工作疲勞、精神壓力大，身體上的經常酸痛就是一種警訊。輕的話泡個澡、按摩一下，就會感覺舒服很多；嚴重時甚至要靠吃止痛藥來維持……面對頸肩、腰背、四肢的求助，最自然的按摩法才是正確選擇。

2 簡單的按摩動作讓你手到痛除

疼痛常常不請自來，而且非常折磨人。這時，利用我們的手指點按相應穴位，揉揉捏捏，往往會有立竿見影的效果。

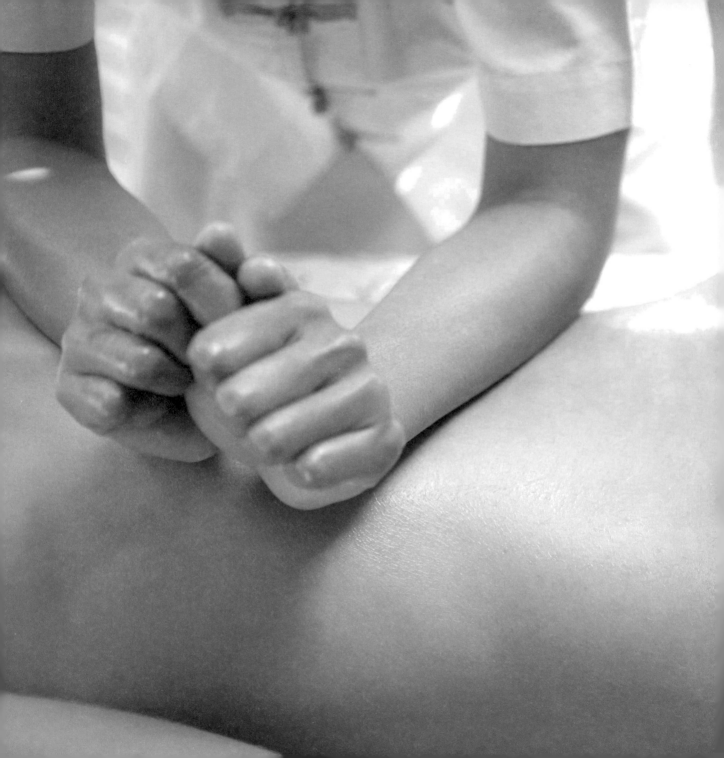

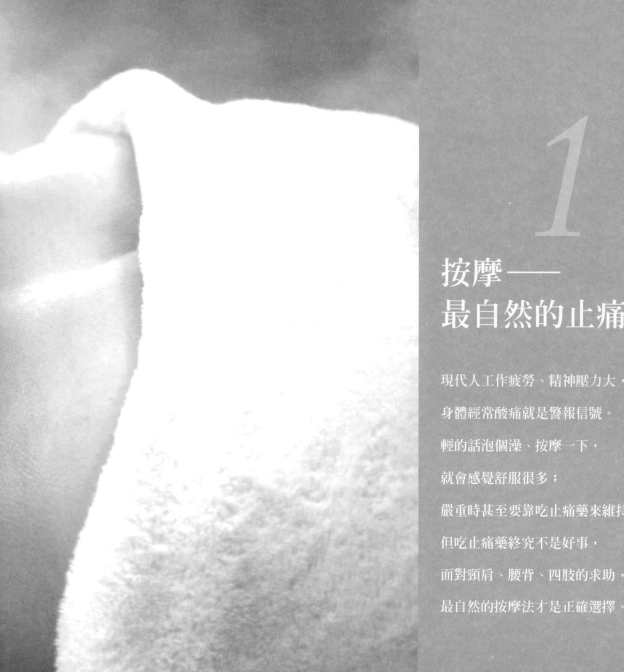

1

按摩——
最自然的止痛法

現代人工作疲勞、精神壓力大，

身體經常酸痛就是警報信號。

輕的話泡個澡、按摩一下，

就會感覺舒服很多；

嚴重時甚至要靠吃止痛藥來維持⋯⋯

但吃止痛藥終究不是好事，

面對頸肩、腰背、四肢的求助，

最自然的按摩法才是正確選擇。

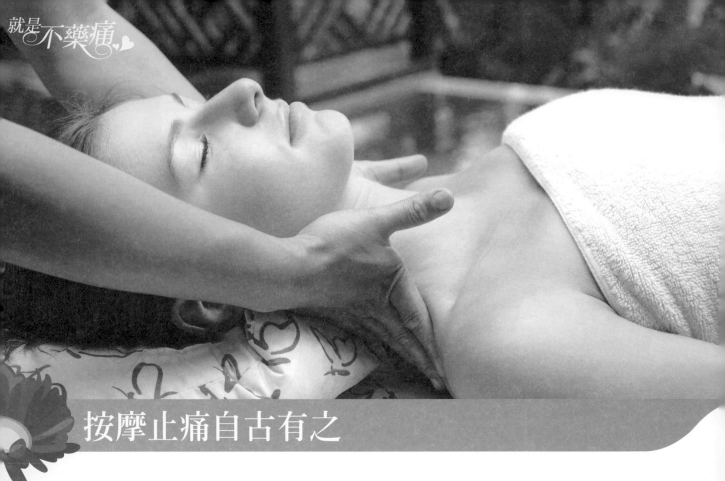

按摩止痛自古有之

　　疼痛是人體最常見的一種反應，字典把疼痛解釋為「因疾病、刺激或創傷引起的難受感覺」。正常人都會經歷疼痛的感覺。

　　其實，在止痛藥出現以前，我們的祖先就是用按摩的方法來緩解疼痛。最初出現按摩就是因為人們在疼痛時，出於本能，不由自主地用手去按揉疼痛部位，意外發現按按揉揉可以使疼痛緩解或消失。這樣經過長時間的實踐和傳播之後，就從無意識的按摩轉變成有意識的按摩。

　　中醫認為，人體經絡行氣、脈管行血，一旦經絡氣血堵塞，不通則痛。按摩的作用就在於能促進局部血液循環，使經絡氣血得以暢通，所謂「不通則痛，通則不痛。」就是這個道理。

　　不需要用太多的時間，我們就可以自己為自己解除痛苦。只要按按脖子、擦擦腳底、揉揉腰背⋯⋯就可以把這些問題拋得遠遠的，讓你重回輕鬆自如。

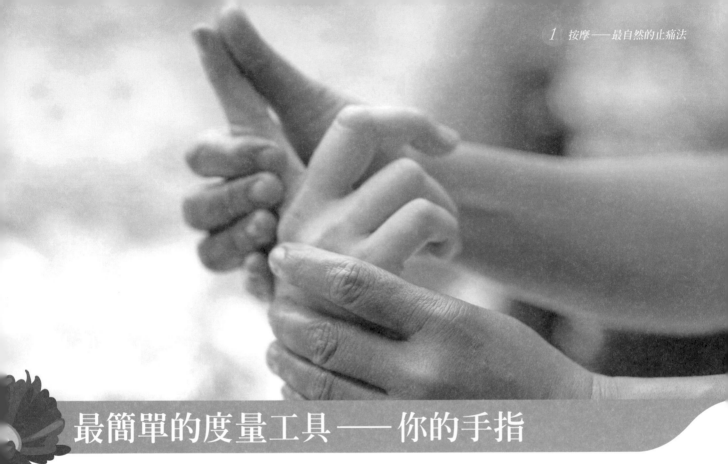

最簡單的度量工具——你的手指

　　說到按摩止痛，就不能不說說取穴，有的人就是因爲覺得取穴很麻煩而放棄了按摩。在這裡，我教大家一種簡單容易掌握的取穴方法——用你的手指來取穴。

　　每個人的身高不同，身體不同部位的長度和寬度也不一樣，所以我們不能夠拿尺上的長度來尋找穴位。但是正常人體的比例都是均衡的，我們可以用自己的手指來作爲尋找穴位及度量尺寸的工具——拇指的寬度及四指併攏的寬度：

◎ 拇指的寬度爲1寸。

◎ 食指、中指、無名指、小指併攏，其橫寬面爲3寸。

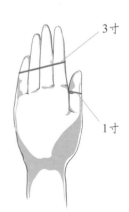

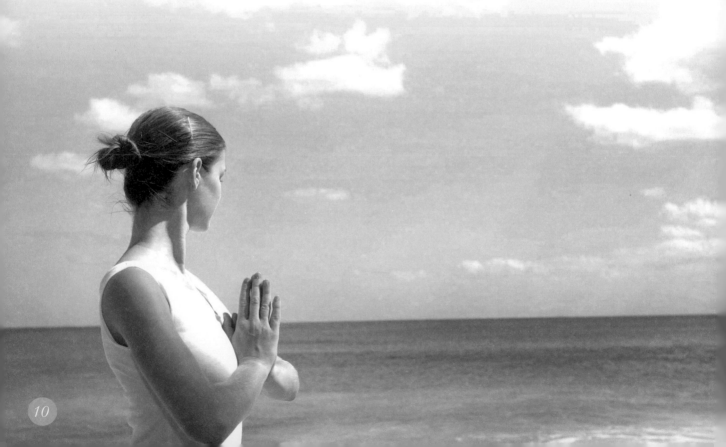

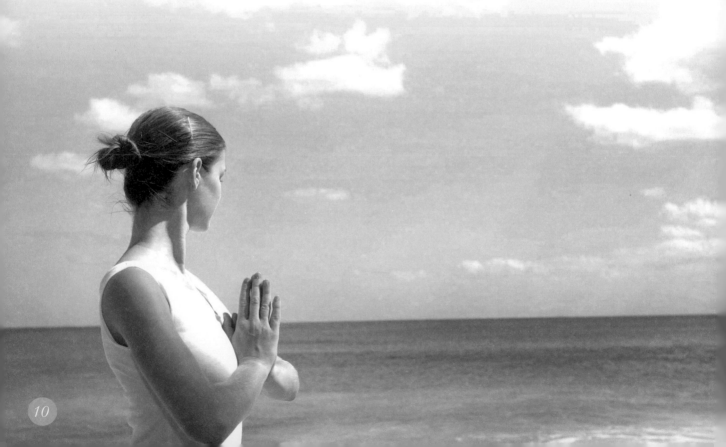

就是不藥痛

值得一提的是，有些人擔心自己用手指來取穴不太標準，其實不必太在意，只要在穴位附近就有效，中醫稱之爲「離經不離穴」、「離穴不離經」。

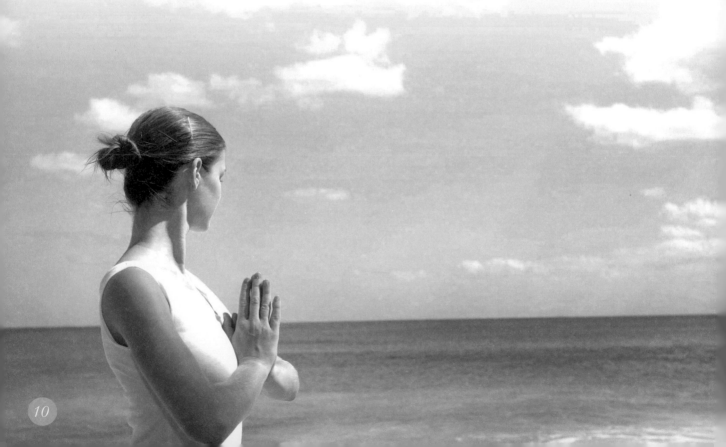

❤ 貼心小叮嚀

最直觀的尋找方法

想要知道有沒有按對位置，還有一個很直接的方法 —— 如果按壓到正確的穴位，會感覺到特別酸脹！

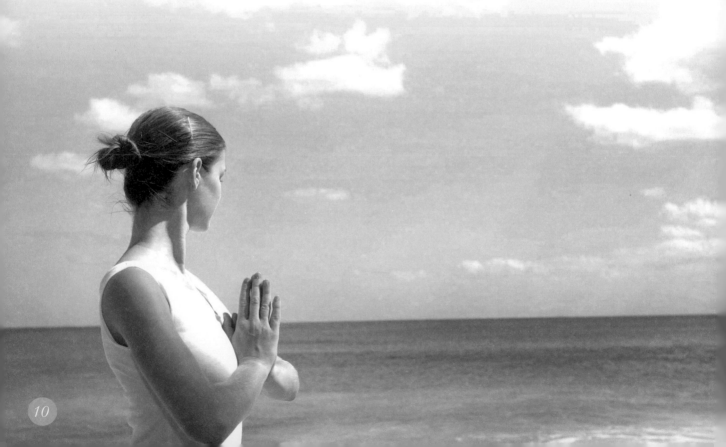

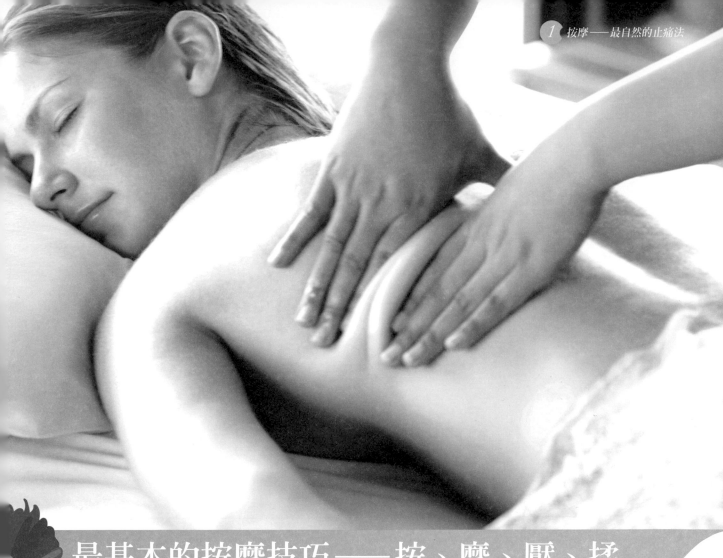

最基本的按摩技巧——按、摩、壓、揉

　　自我按摩是一件非常簡單的事情，但是要達到良好的效果，掌握必要的知識還是需要的。

　　按摩手法的種類有很多，但不論手法如何繁多複雜，柔和、均勻、持久、有力是共同的要求。用於痛症的常用基本手法有以下幾種：

◎ **拇指按壓：**這是最普通的方法，即用拇指的指腹或指尖進行按壓。在按壓頭部、額部、臉部等比較小的部位時，適合採用這種方法。可以用單手的拇指按壓，也可以將兩手拇指相疊按壓。

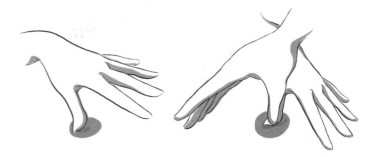

單手拇指按壓　　　　　　兩手拇指相疊按壓

◎ **四指摩法：**是將除拇指外的其餘四指放在皮膚上輕輕撫摩的方法。這種方法比較輕柔，適用於按摩腹部、胸部。

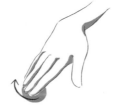

四指摩法

◎ **掌壓法：**是把整個手掌完全貼在皮膚上進行按壓的方法。按壓的同時可以結合揉動，適合比較平坦的部位，如腰背和腹部。

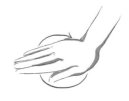

掌壓法

◎ **叩擊法：**輕輕握拳，利用手腕的力道來進行擊打的方法。擊打的時候，手腕關節應保持放鬆，以一定的節奏適度刺激。

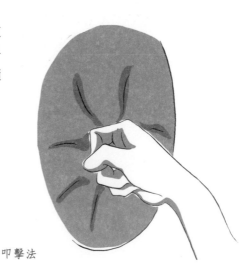

叩擊法

◎ **指揉法**：一般多用拇指，也可
以用食指和中指，或是食指、
中指和無名指，用略感疼痛的
力度揉摩。在點按的基礎上增
加了揉，使力度更加持久和均
勻。有單指揉法、雙指揉法、
三指揉法之分。

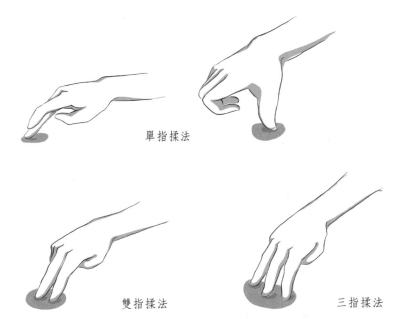

單指揉法

雙指揉法

三指揉法

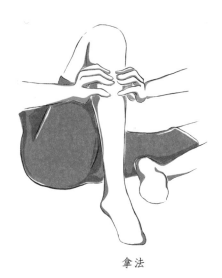

拿法

◎ **拿法**：是用手掌和手指擠壓受術部位的按摩方法。主要用於肌肉
比較豐厚的部位，如肩部、大腿和小腿等。拿的時候，要深抓肌
肉，力度要適當。

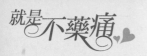

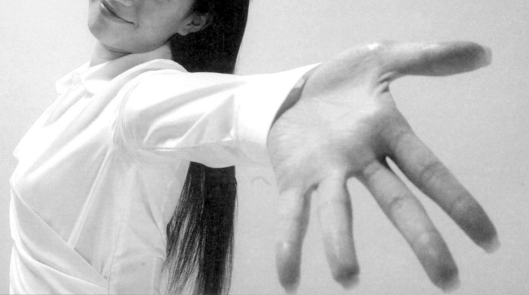

最偷懶的方法——巧用身邊的工具

　　有些人覺得按摩雖好,但是時間長了會手臂酸痛,我們可以借用身邊的工具幫助自己輕鬆按摩,會有意想不到的效果!

◎ 家裡的吹風機除了吹頭髮外,還可以用來幫助按摩。方法就是選擇最高的熱度,但以不燙傷皮膚爲度,對準穴位吹。中醫認爲,很多痛症是由於寒氣引起的,吹風機有相當於灸法的作用,特別是寒氣引起的疼痛,有好的效用。

◎ 把5、6支牙籤用橡皮筋綁好,用尖端部位刺激穴位,也有類似以針刺激的作用。

◎ 體質虛弱的兒童,還可以用牙刷按摩的方法來刺激穴位。

◎ 有些女孩子用手指按壓穴位時覺得使不出力氣時,可以用鋼筆或圓珠筆的鈍頭對穴位進行按壓。

◎ 可以使用高爾夫球這類的硬球,可用來刺激手掌和足底的穴位。如將高爾夫球放在手上來回搓動,可以刺激手部的穴位。坐在椅子上,踩著高爾夫球,並滾動它,可以刺激足底的穴位。

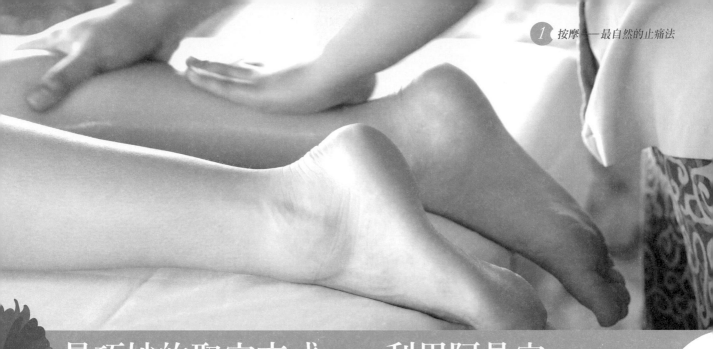

最巧妙的取穴方式——利用阿是穴

　　說起穴位，人們就會想到針灸，以為它是像針孔一樣大小的點。其實穴位並不是那麼小，根據部位的不同，穴位也有大小。

　　一般來說，肌肉豐厚的地方，穴位也比較大，我們可以用面積比較大的部位，如指腹、肘尖等去按壓。但是四肢末端的穴位比較小，就需要用指尖去按壓了。

　　在按摩止痛時，最常用的就是取「阿是穴」。

　　阿是穴，相傳是由古代著名中醫孫思邈發現的。孫思邈在為某位病人治病時，一直不得其法。有一次在無意中按到病者的某處，其病症竟得到舒緩。於是，孫思邈在該處周圍摸索，病者呼喊：「啊⋯⋯是這，是這了。」透過對這個穴位的針灸，病者的病情漸漸好轉。於是孫思邈就把這個特別的穴位命名為「阿是穴」。

　　說白了，「阿是穴」就是身上被按壓時比較敏感，按壓後比較舒服的位置。

　　這個穴位並沒有固定的位置！我們在用穴位療法治療疼痛的時候，可以在患處周圍找一找，看看有沒有按了之後感到舒服的地方。如果有，可以用按壓這個點的方法來緩解疼痛。

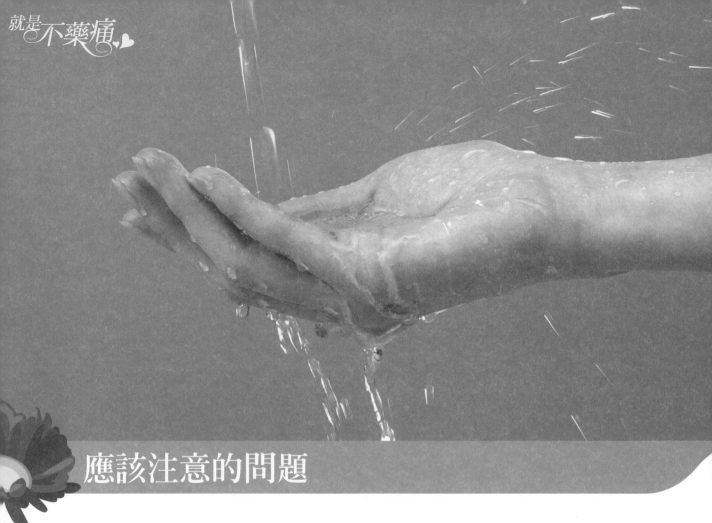

應該注意的問題

　　按摩止痛簡單易行，效果很好，深受廣大群眾喜愛，社會人士尋求針灸推拿醫生治療疼痛的人不算少，而是不是每一種疼痛都適合用按摩來治療呢？

　　嚴格來說，中醫的按摩止痛對肌肉勞損及神經性疼痛的效果最好，一般經過幾次按摩就能解除疼痛，有時是立竿見影的效果。但對一些慢性勞損可能就需要幾個療程的治療，才能見到療效。

　　無論是哪一種疼痛，最重要的是先去瞭解疼痛的類型和引起疼痛的原因。如果是感染引起的疼痛，首先就要抗感染，治療原發病。原發病治好了，疼痛也就無影無蹤了。至於其他原因引起的各種疼痛，透過按摩都能緩解，這也是我推薦給讀者的原因。

作爲一種治療手段，按摩也有其適用和禁忌之處。一般來說，以下列出幾種你在家做自我按摩，或是爲家人、朋友按摩時應禁止的情況，讀者須特別予以注意：

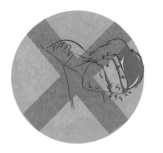

發燒

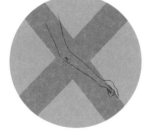

流血

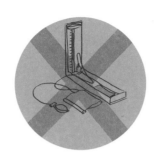

高血壓

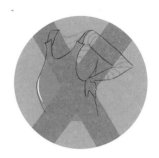

孕婦

 貼心小叮嚀

避免使用穴位療法的情況
◎ 劇烈運動以後。
◎ 喝酒以後。
◎ 剛吃完飯以後。
◎ 發熱的時候。
◎ 流血的時候。
◎ 血壓很高的時候。
◎ 婦女懷孕的時候。

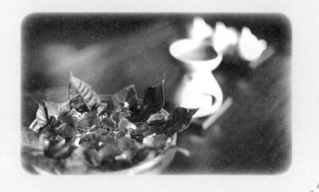

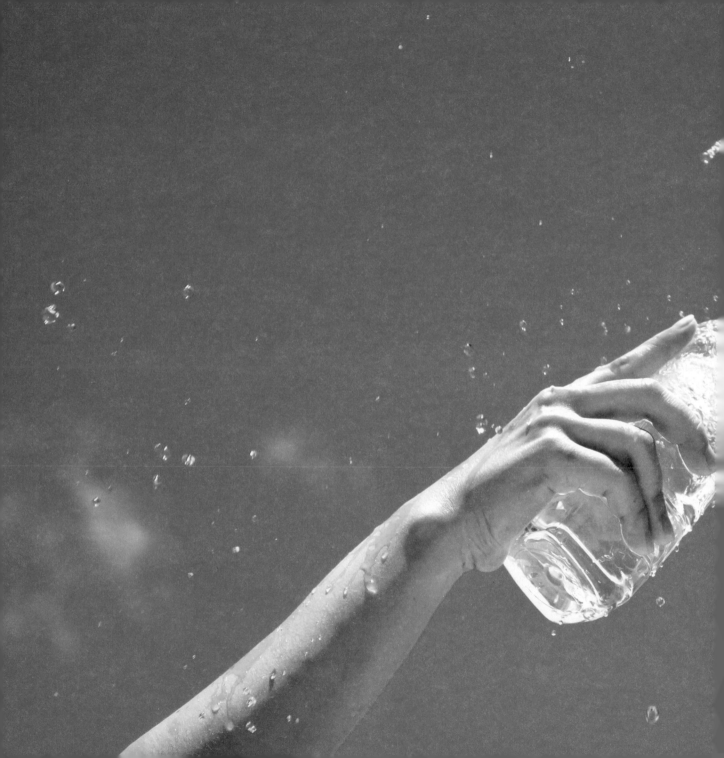

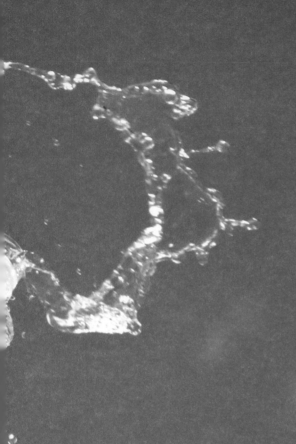

2

簡單的按摩動作
讓你手到痛除

疼痛常常不請自來，

而且非常折磨人。

這時，

利用我們的手指點按相應穴位，

揉揉捏捏，

往往會有立竿見影的效果。

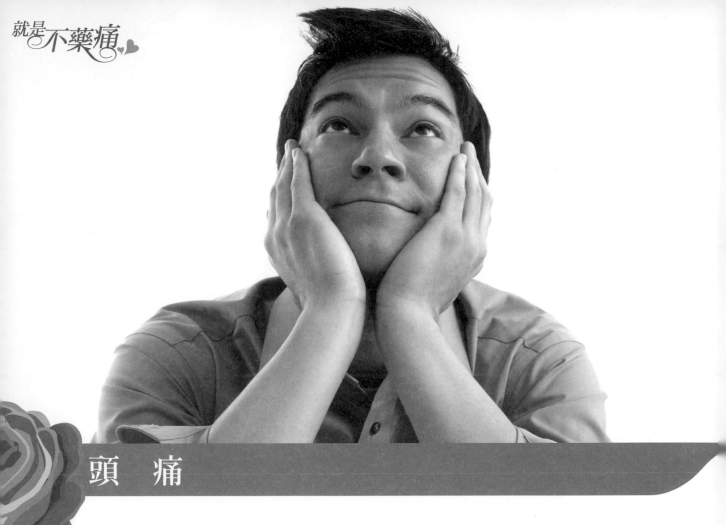

頭　痛

　　頭痛的經歷幾乎每個人都有，畢竟偏頭痛、神經性頭痛或肌肉緊張性頭痛等等，並不是那麼容易得的。多數人的頭痛只是感受風寒，或因生活不規律、生活壓力大所引起。

　　這類頭痛出現的機會最多，帶給我們的麻煩也最大。幸運的是，使用按摩的方法效果也最好。

　　被頭痛困擾的人不要急著吃藥，許多人經過適度休息或緩解壓力、調整情緒後頭痛就會消失。這是最好的證據，說明人體具備自我調節能力，我們不要養成過度依賴藥物的習慣。

　　筆者下面介紹的方法，可以更快、更有效地緩解頭痛，且其操作方法並不複雜。

　　別忘了，按摩後要好好睡一覺！

🌹 按揉風池穴和風府穴

◎ **取穴**：風池穴位於頸部正中大筋外緣凹陷處與耳垂齊平
的位置。兩個風池穴的正中還有一個穴位，叫
風府穴。

◎ **手法**：拇指用力按揉風池穴30至50次，對後枕部的頭痛
有比較好的效果。按壓風池穴的時候可以一起
按壓風府穴。

◎ **中醫點評**：枕部的頭痛經常是頸肩部肌肉僵硬引起的，
這時候可以用雙手抓捏雙肩及後頸部20次
左右。按壓穴位的時候可能會有酸痛的感
覺，這說明你的肩頸部肌肉的確處於僵硬
的狀態，經常按摩這裡可以緩解肌肉緊張
的狀態。

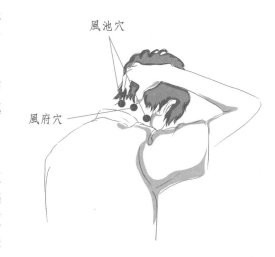

風池穴、風府穴與頭痛的關係

　　風池穴和風府穴與頭痛的關係，在很早以前就有記載。古代有一位老人叫彭祖，傳說中他活了800多歲。彭祖家附近有一個人，總是說自己頭痛，找好多醫生看過都沒有用。彭祖經過觀察，發現他們家的床頭朝著窗戶，然後就問他睡覺的時候是不是不關窗戶，那人說：「對啊，這有什麼問題嗎？」彭祖告訴他說，晚上睡覺的時候把窗戶關上，或者把睡覺的方向改變一下，頭痛就會好起來。那個人照著做了，頭痛果然就好多了。

　　這個小故事告訴我們，古人很早以前就意識到，不能讓後腦勺對著風口。其實不光是睡覺的時候對著窗戶，現代人上班時，如果空調正好在腦後的話，也一定要想辦法把方向調一下，或者將座位換一下，以避免頭痛的發生。

🌹 巧按百會穴

◎ **取穴：** 百會穴在兩側耳尖直上的連線和
頭頂前後正中線相交的位置。自
己取百會穴的時候，可以把雙手
虎口張開，拇指壓在耳尖上，中
指向上，找到兩側耳尖直上的連
線和頭頂前後正中線相交的位置
就可以了。

◎ **手法：** 百會穴可以用拇指或中指點壓、
按壓，對各種頭痛都有效果。

◎ **中醫點評：** 在我們坐位或站位的時候，
兩眼平視前方。這個時候
頭頂最高點的穴位就是百會
穴。中醫認為，「頭為諸陽

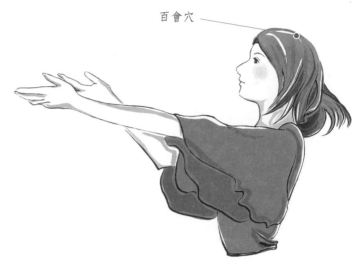

百會穴

之會」。人體的手三陽經、足三陽經和督脈以及肝經都在百會穴會合，四周經穴密布，
刺激百會穴有促進頭部氣血循環和提升人體氣機（生理學名詞，泛指功能活動，用以概
括各臟器器官的生理性或病理性活動）的作用。

百會穴的小故事

　　相傳春秋戰國時期，神醫扁鵲常年周遊列國，於民間行醫。一次，他在虢國路遇病重
昏迷不醒的虢國太子。扁鵲診斷後，當機立斷，用銀針在其百會穴行針，太子果真甦醒過
來。從上面這個故事可以看出，百會穴是一個讓腦子清醒的要穴。

刮擦印堂穴和太陽穴

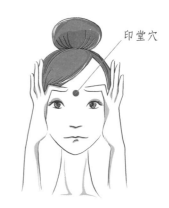

印堂穴

◎ **取穴**：印堂穴的位置在兩眉毛之間正中。太陽穴非常容易找到，先找到眉毛外側和外眼角的中點，平開最凹處就是太陽穴。

◎ **手法**：印堂穴主要用於治療前額部頭痛，可以用手指點按30至50次。太陽穴可以用於緩解偏頭痛和前額部頭痛，手指壓揉此穴20至30次即可見效。

◎ **中醫點評**：前額部頭痛的時候，還可以用食指第二節靠拇指的這一側對前額部做刮擦動作，連續做20至30次。經過這樣的按壓和刮擦後，會感覺到自己的眉頭漸漸舒展開來，眼周的肌肉也就沒有那麼緊張了。

治療偏頭痛的時候，還可以用拇指外其餘四指按壓耳朵上方的頭皮部位，從上向下，連續按壓20至30次。

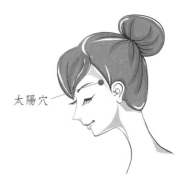

太陽穴

控制聽覺和平衡感覺的太陽穴

太陽穴的位置在頭顱頂骨、顴骨、蝶骨及顳骨的交會之處，此處是顱骨骨板最薄、骨質最脆弱的部位。而且在這一部位，血管分布相當豐富，其內是大腦皮層的聽覺中樞，控制著人的聽覺和平衡感覺。

太陽穴一旦受到暴力打擊，會使人頭暈、目眩、兩眼發黑，進而失去平衡。民間武術中就有「一法打太陽，拳中倒地下」的記載。

這個穴位是比較敏感的，用手指按壓它，可以改善腦部的血液供應，不但可以緩解頭痛症狀，對情緒緊張、頭暈、三叉神經痛等都有治療作用。

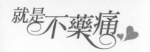

配合活動

　　下面介紹的七種動作是專為臉部及頭部設計的，可以幫助你鬆弛這些部位的肌肉，並使你在初有頭痛徵兆時能自我舒緩：

◎ 揚眉：同時將兩邊的眉毛抬起，再放下。

◎ 眯眼：快速地眯上雙眼，再放鬆；接著，用力眯右眼，放鬆；再眯左眼，放鬆。

◎ 皺眉：用力地擠眉，放鬆。

◎ 張嘴：慢慢地將嘴巴張到最大，再慢慢閉上。

◎ 移動下頜：嘴巴微張，左右移動下頜。

◎ 皺鼻：用力將鼻子向上擠，像聞到惡臭一樣。

◎ 扮鬼臉：隨興地做鬼臉，像小時候一樣。別擔心，你的臉不會就此變形。

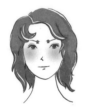 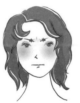 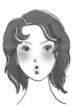 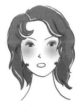 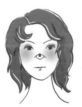 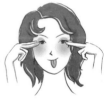

揚眉　　　　眯眼　　　　皺眉　　　　張嘴　　　移動下頜　　　皺鼻　　　扮鬼臉

注意事項

◎ 遇到比較劇烈的頭痛時，一定要及時到醫院請神經內科醫生檢查。

◎ 在沒有弄清楚引起頭痛的病因之前，切忌盲目服用止痛藥。

◎ 不同部位的頭痛可能由不同疾病所引起。前額部頭痛多見於眼部、鼻咽部疾病，以及發熱性疾病；側部頭痛多見於耳部疾病、偏頭痛；枕部頭痛多見於高血壓、癲癇、蜘蛛網膜下腔出血等；頂部頭痛多見於神經衰弱；全頭痛或位置不定的頭痛多見於腦炎、腦震盪、動脈硬化、神經衰弱等。

貼心小叮嚀

這些事情應該避免
◎ 避免在噪音嚴重的環境中工作太久。
◎ 避免在密閉的環境中時間待得太長。
◎ 避免大量喝酒。
◎ 避免快速進食、冷飲。
◎ 避免反復嚼食口香糖。

小錦囊

下面這些小竅門可以幫助你有效緩解頭痛，有頭痛煩惱的朋友不妨一試：

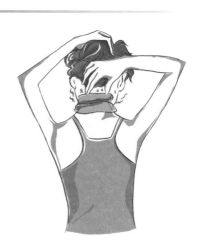

◎ 頭痛劇烈時，可用熱毛巾敷在後頸部，這樣能使血管受熱擴張，緩解疼痛。

◎ 時間環境允許時可以洗個熱水澡，在放鬆全身的同時也放鬆頭部。

◎ 深呼吸是緩解緊張的好方法。因為緊張而引起頭痛時可以試試。

◎ 在頭上綁一繃帶，可減少流向頭皮的血液，減輕偏頭痛的症狀。

◎ 豐富自己的生活內容，規劃好有規律性的作息，也是防治頭痛的有效措施。

◎ 學會放鬆自己，輕鬆看待周圍事物。如果經常把事情看得很嚴重，滿腦子都是煩惱，頭痛就容易找上門。

◎ 讓房間保持窗明几淨、空氣清新。良好的環境可以使你心情舒暢，讓你忘記頭痛，甚至不再發生頭痛。

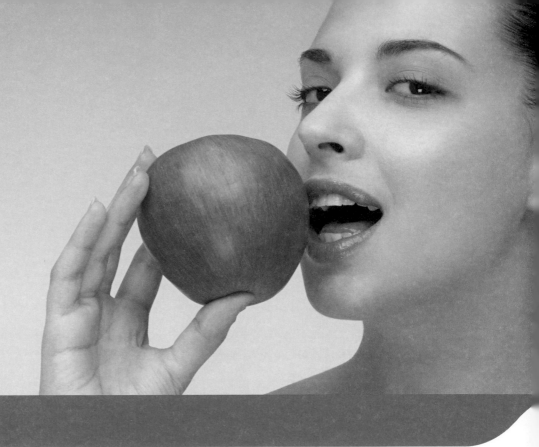

就是不藥痛

牙　痛

　　俗話說：「牙痛不算病，痛起來要人命。」牙痛的滋味，一般人幾乎都體會過，確實使人難以忍受。特別是在夜晚，牙痛起來實在痛苦。這個時候我們習慣吃下幾片止痛藥，半個小時後或許疼痛就會好很多。但是有的時候身邊沒有止痛藥，去醫院又不方便，況且我們都知道止痛藥多吃並不好，如容易造成胃潰瘍，嚴重者甚至會胃出血。

　　牙痛起來時沒有更好的解決辦法了嗎？我們很早就發明了按摩穴位來治療牙痛，比如按摩手上的合谷穴。這種按摩方法非常簡單，每個人都能自己操作，而且掌握了這種方法，你也可以幫助周圍被牙痛困擾的親人、朋友解除痛苦。

　　當然嘍，按摩止痛並不能從根本上解除牙痛的病因，特別是蛀牙引起的牙痛，你還是要到醫院去看醫生。不過，在應急的時候使用這種方法確實可以幫你緩解牙痛的煩惱，而且效果非常明顯。

按壓手上的合谷穴

◎ **取穴**：合谷穴位於虎口處，在拇指和食指骨頭接觸的掌骨間向上一個拇指的寬度，靠近食指內側的凹陷處。更簡單的方法是將拇指和食指併攏，突起的最高點就是合谷穴。

◎ **手法**：治療牙痛的時候，將單手的拇指指尖按在合谷穴上，用力向下按壓，5至10分鐘後，牙痛症狀就會緩解。

◎ **中醫點評**：手上的合谷穴對上、下牙痛都有效果。

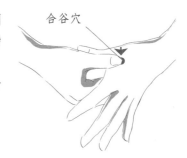

合谷穴

保健腸胃的合谷穴

　　合谷又名虎口，合谷穴是一個很常用的穴位。除了治療牙痛，合谷穴對頭痛、暈車、胃痛、便秘、食欲不振等都有很好的效果。平時經常按壓合谷穴，對腸胃系統還有保健的作用。

上牙痛按下關穴，下牙痛按頰車穴

　　牙痛時除了可以按壓合谷穴外，按壓臉頰上牙根部位的下關穴和頰車穴也是非常有效的。上牙痛時可以按壓下關穴，下牙痛的時候按壓頰車穴。

◎ **取穴**：下關穴在耳孔的正前方，張口的時候是一塊骨頭，閉口的時候是一個凹陷，閉口取穴。

　　　　頰車穴在臉頰部，下頜角斜上方一個拇指寬度的地方。咬牙的時候，可以感到穴位處有肌肉隆起。

◎ **手法**：這兩個穴位有互補的作用。按摩的時候，用拇指和食指的指尖，分別按揉下關穴和頰車穴各30次。

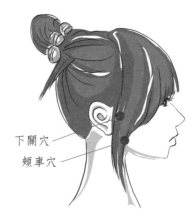

下關穴
頰車穴

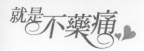

◎ **中醫點評：**下關穴的上方還有一個上關穴，兩個穴位隔著顴弓，各自鎮守著自己的關口。上牙的關口就在下關穴上，打通了它，上牙就不痛了。

頰車穴在下頜骨上，可以像車子一樣上下活動，這輛「車」上運載的就是下面的二排牙齒。所以按壓頰車穴，對下牙痛效果比較好。

注意事項

齲齒（俗稱蛀牙）引起的牙痛要及時到醫院治療，有齒洞的一定要填充，因為有齒洞的話就等於牙齒裡面的神經曝露出來了，不管是食物殘渣還是其他什麼東西，掉進去以後就會壓迫、刺激神經，發展下去是很危險的。

牙痛是牙齒疾病最常見的症狀之一。智齒引起的牙痛也是很厲害的；齲齒引起的牙痛多因受到冷、酸、甜等食物的刺激所致；急性牙髓炎引起的牙痛則多為自發性、陣發性疼痛；牙周炎引起的牙痛多為持續性鈍痛。不管是哪種原因，如果患了劇烈的牙痛，在採用應急的按摩方法後，還是應該及時到醫院就診。

貼心小叮嚀

這些事情應該避免
◎ 避免睡前吃糖果、餅乾等食物。
◎ 忌酒及辛辣刺激食物，如辣椒等。
◎ 避免脾氣急躁、易怒而誘發牙痛。
◎ 避免吃過硬食物，少吃過酸、過冷、過熱食物。
◎ 避免過度疲勞、熬夜而引發牙痛。
◎ 避免精神緊張，心情抑鬱。
◎ 避免長期不刷牙或使用過硬的牙刷，要記得牙刷每隔一段時間便應更換。

配合活動

下面這兩種方法也很管用，牙痛時用來應急是很不錯的方法：

◎ 叩齒法：閉口，上、下牙叩擊300下，同時　　◎ 含漱法：飯後含半口水在嘴中，漱口10
　　將唾液分3次咽下。　　　　　　　　　　　　　次，用水洗刷食物殘渣，按摩牙
　　　　　　　　　　　　　　　　　　　　　　　　齦。

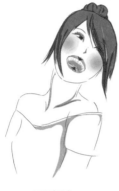

叩齒法

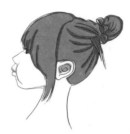

含漱法

小錦囊

◎ 經常鍛煉身體，提高自身的免疫力，可以減少牙痛的發作。

◎ 建議多喝水，多吃水果蔬菜。宜多吃清胃火及清肝火的食物，如南瓜、西瓜、荸薺、芹菜、蘿蔔等。

◎ 注意口腔衛生，養成早晚刷牙、飯後漱口的良好習慣。

◎ 注意刷牙的方法，刷毛不要太硬，那樣會破壞牙齒表面的琺瑯質（enamel）。刷牙時要照顧到牙齒的方方面面，不讓細菌有可乘之機。

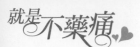

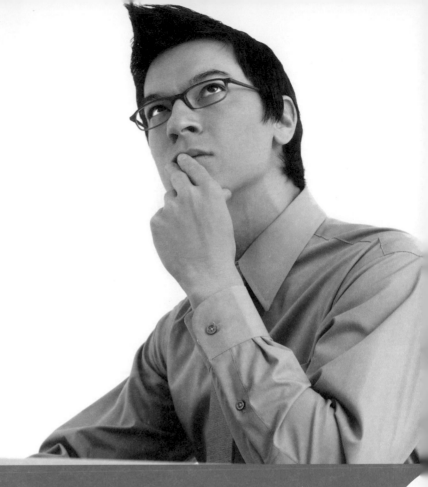

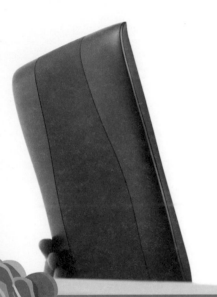

眼睛酸痛

　　經常用眼的人都會有這種體會，看東西時間長了就會眼睛酸痛，視線模糊。我在寫這本書的時候，還有很多工作在做，每天都要用到電腦。長時間看著電腦螢幕，就會感到眼睛酸痛。這個時候我就會停下來休息一會兒，揉揉眼睛，做做眼部按摩。

　　其實，隨著現代人生活節奏的加快，工作壓力大，睡眠時間短，加上長時間看電視、看電腦，很多人會出現眼睛周圍血液循環不暢，導致眼睛容易疲勞，眼睛酸痛、水腫、黑眼圈、眼乾、流淚……這個時候按摩一下眼睛周圍的穴位，就會感覺到神清氣爽！

擠按睛明穴

◎ **取穴**：睛明穴在眼內角和鼻子根部之間略
向上的凹陷處。

◎ **手法**：按壓的時候就像做眼睛的保健操一
樣，用拇指與食指的指尖摁揉左右
兩個穴位。手指可以做小幅度的上
下動作。每次按壓20至30秒。

◎ **中醫點評**：向內上方用力按壓睛明穴，會
感覺到整個眼睛都酸脹，不要
怕，這種效果是最好的。然後
持續點壓幾分鐘後，眼睛很快
會感到舒服。

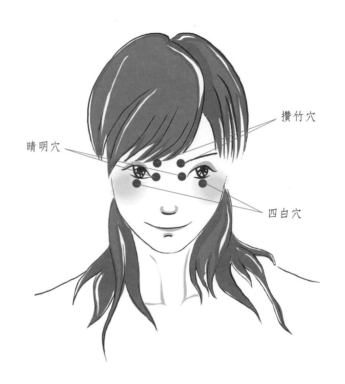

攢竹穴

睛明穴

四白穴

保健兼具治療的睛明穴

　　顧名思義，睛明穴就是可以使眼睛明亮的穴位。該穴位對於視力模糊，眼睛疲勞、沉重都有比較好的治療作用。還記得我們做過的眼睛保健操嗎？有一節就是「擠按睛明穴」，這是一個治療眼睛疾病的重要穴位。

按揉攢竹穴

◎ **取穴**：攢竹穴位於眉毛的內側，在眉頭的凹陷處。

◎ **手法**：按壓攢竹穴的時候，用雙手的食指指尖點住穴位，畫圈狀用力反復向下按揉。每次按壓20秒左右，以感到酸脹為佳。

治療打嗝的特效穴——攢竹穴

　　人在皺眉頭的時候，攢竹穴的位置會有很多豎的皺紋，就像一根根竹子在那裡排列一樣，故取名「攢竹」。這個穴位是一個治療打嗝的特效穴，同時還有治療眼部疾病的作用。

點按四白穴

◎ **取穴**：四白穴位於眼眶下緣正中直下一橫指的凹陷處。

◎ **手法**：按壓四白穴的時候，用食指指尖點住凹陷部位，畫圈狀反復向下按揉30次。

◎ **中醫點評**：人的眼珠在中間，上、下、左、右四個方向都是白的，這就是四白穴的由來。人看東西用的是眼球中的瞳孔，而活動眼球的肌肉都附著在眼球上。按壓四白穴對於緩解眼睛肌肉的緊張很有好處，對眼睛酸痛有比較好的效果。

注意事項

當眼睛疲勞伴隨有下列情況時，應該及時到眼科就診：

◎ 伴隨有劇烈的頭痛。

◎ 視力在短時間內快速下降。

◎ 看物體歪斜或變小。

◎ 看到眼前閃閃發光。

◎ 看物體時覺得到中心點很暗。

配合活動

　　眼睛看遠處，眼球朝右—上—左—下的方向轉動，頭部不可晃動。除此以外，用力眨眼、閉眼，也能消除眼睛酸痛的感覺。

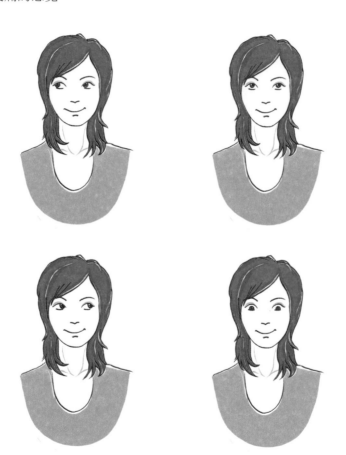

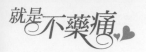

小錦囊

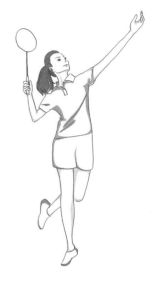

◎ 要有良好的學習和工作環境，室內的採光要好，閱讀的印刷品字跡不宜過小，座椅高度要符合閱讀需要。

◎ 注意飲食，多吃胡蘿蔔、魚等，少吃甜食。

◎ 在休息時間多多遠眺，可以減輕視覺疲勞。遠眺要看5米以外的東西，不是看近距離。

◎ 多做運動及多參加戶外活動。乒乓球、羽毛球是對眼睛比較好的運動。當眼睛隨著快速移動的球活動時，就是最好的放鬆。

◎ 對眼部進行適度的熱敷，對緩解眼部的不適也有比較好的效果。

 貼心小叮嚀

這些事情應該避免

◎ 避免長時間看電腦、電視及手機螢幕，要讓眼睛多休息。

◎ 避免長時間熬夜和睡眠不足。

◎ 避免躺臥閱讀，避免在走路或乘車時閱讀。

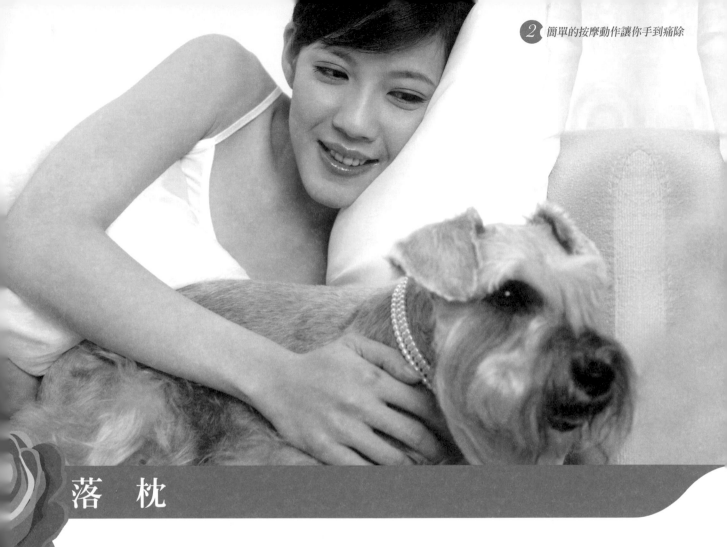

落 枕

　　人的頭頸常年暴露在外面，寒氣很容易進去，再加上有些人的睡眠姿勢不好，或枕頭高低不合適，一個晚上肌肉沒有放鬆，就容易落枕。落枕後出現的頸部酸痛、不能轉脖子的症狀，相信經歷過的人都有體會，大多數人過幾天可以自己痊癒，輕一些的人就乾脆不管它，但嚴重的人就沒那麼舒服了，只好上醫院去找醫生推拿按摩，或吃藥或貼貼藥膏，總得經受些許時日的不舒服。

　　學會一些常用的穴位和手法，自我按摩或幫助別人按摩，可以使有落枕痛苦的人早日「脫離苦海」。

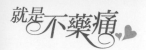

按壓治療頭頸部疾病的列缺穴

◎ **取穴**：將兩臂自然抬起，兩隻手從虎口
處自然交叉，食指自然地搭在手
腕上突起的骨頭處，食指指尖所
指向的位置就是列缺穴。

◎ **手法**：左側頸部肌肉酸痛，就用左手按
右手的列缺穴；右側頸部肌肉酸
痛，就用右手按左手的列缺穴。
注意，要用力按到有酸脹感，同
時活動頸部，5分鐘左右就會覺
得頸部輕鬆許多。

◎ **中醫點評**：列缺穴本是肺經上的一個穴位，肺經有疏散風寒的作用。按壓這個穴位，對風寒引起的
落枕特別有效果。

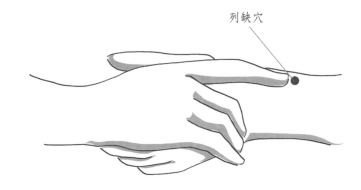

列缺穴

治療頭頸部疼痛尋列缺

　　這個穴位稱之為「列缺」，實在是實至名歸。列是分開，缺則是指破裂，列缺穴正好
位於兩條肌腱之間，摸到的地方感覺像是一條裂縫。古人認為它是天地的裂隙，陰陽的交界
處。而且列缺穴是肺的絡穴，聯絡著大腸經，貫穿於兩條經絡之間，一分為二，正好應了列
缺之名。「四總穴歌」（載於明·朱權所編之《乾坤生意》）中說：「頭項尋列缺。」也就
是說，列缺的主要作用是治療頭頸部疾病。

刺激落枕特效穴 —— 落枕穴

◎ **取穴**：落枕穴在手背，食指、中指相連的兩根掌骨之間，正
對著握拳時中指指尖所對之處的位置。

◎ **手法**：一般用拇指或食指點按落枕穴，待有酸脹感時再持續
2至3分鐘，同時頸部儘量向原來不能活動的方向轉
動，各個方向的活動和放鬆交替進行。一般透過這些
步驟你可以感覺到頸部比原來鬆弛。這個穴位可以和
列缺穴交替按壓。

◎ **中醫點評**：顧名思義，落枕穴是一個專門用來治療落枕的穴
位，和列缺穴一樣，如果左側頸部肌肉酸痛，就
用左手按右手的落枕穴；如果右側頸部肌肉酸
痛，就用右手按左手的落枕穴。

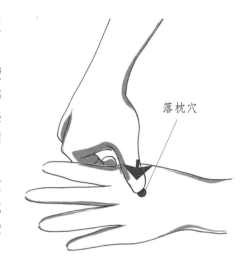

落枕穴

按揉曲垣穴

◎ **取穴**：曲垣穴在背部肩胛骨的上方內側，左、右各一。

◎ **手法**：用食指、中指、無名指三個手指的指腹揉壓對側的曲
垣穴，以畫圈的方式按摩，左、右兩側各1分鐘。然
後將左手或右手的中指、食指、無名指併攏，在曲
垣穴附近尋找壓痛點，由輕到重按揉5分鐘左右。可
左、右手交替進行。

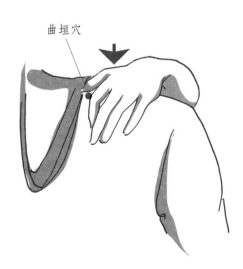

曲垣穴

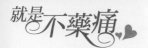

 肩胛骨上方的小矮牆

　　垣是矮牆的意思。我們的肩胛骨中上方橫著一條突起而略曲折的骨頭，叫肩胛岡，像一堵牆一樣把肩胛骨分為上、下兩個部分。曲垣穴的位置在肩胛岡的內上方，故此得名。這裡的肌肉容易在落枕時變得緊張，透過按摩可以得到放鬆。

配合活動

　　下面介紹一套簡單的肩頸保健操，經常做可以預防落枕的發生。做這些動作時應輕柔，自然呼吸，每個動作可重複3至5次：

1 取坐位，先做緩慢的深呼吸，頭向左轉，眼看左肩，再向右轉，眼看右肩，然後下巴前後伸縮以鬆弛頸肌。

2 兩肩向耳部聳起，挺直脊背，然後兩肩盡可能地下垂。

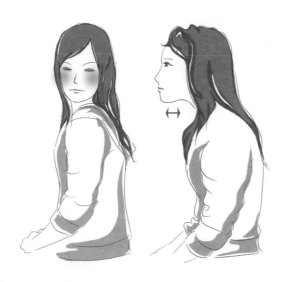 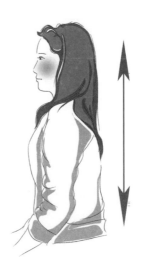

3 兩肩分別做繞圈活動，先抬肩向前轉動，再向後轉動。

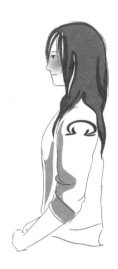

4 取坐位，將雙手平放在大腿上，下巴慢慢垂到胸部，然後頭從左到右，再從右到左轉圈，深吸氣再大聲呼氣，使頭頸部在緩慢的轉動中感到舒暢。如出現劈啪聲時不必擔心，那只是肌腱或韌帶在伸展時擦過骨頭的聲音。

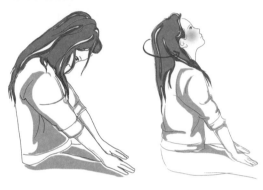

5 將頭偏向左肩，左手越過頭頂放在頭的右側，另一隻手放在右肩上，然後非常輕柔地試著將頭拉向左側；再將頭偏向右肩，做同樣的動作。如果覺得手的壓力過大，可以簡單地將頭輪流向左、右兩側歪斜。

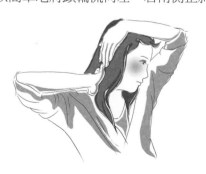

6 活動至此，可以逐步做一些站著的練習。站立，收縮腹部，舉起雙臂做想像的爬繩運動，兩臂輪流向上做抓繩動作。

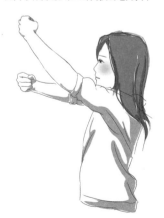

7 兩臂輪流做前後繞圈揮動，想像棒球運動員的投球動作，先按順時針方向揮動，再逆向揮動。

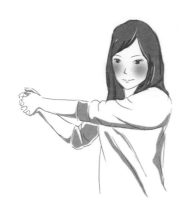

8 回到坐的姿勢，將右手貼在右側臉部，當頭向右轉動時，用手給臉部加點阻力，然後向左側做重複的動作。頭向兩側偏轉時，幅度要盡可能地大一些。

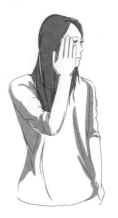

9 將手按在頸部背後、頭髮與頭皮結合線的上面，然後從上向下按摩，或者用雙手的食指和中指分別壓在頸部後面兩邊，自上而下按摩至肩部，結束動作。

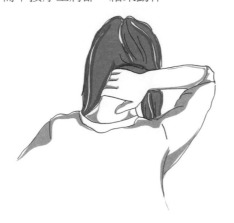

注意事項

中老年人若經常反復落枕，常為頸椎病的前驅症狀，應及時就診。

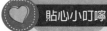

貼心小叮嚀

這些事情應該避免
◎ 避免睡覺時頭頸姿勢不當。
◎ 避免枕頭墊得過高、軟硬不當或高低不平。
◎ 避免頸部外傷。
◎ 避免頸部受風著涼。
◎ 避免食用辛辣刺激、油膩燥熱的食物。

小錦囊
◎ 採用熱水袋、電暖手爐、熱毛巾及紅外線燈泡照射均可以有止痛的作用。但必須注意避免燙傷。
◎ 在濕冷的天氣，可以戴圍巾保暖，以減輕頸部的僵硬及酸痛。
◎ 需要久坐的時候，儘量坐有靠背的椅子。如果背部未受到適當的支撐，將增加頸部的負擔。
◎ 工作需久坐時，應適時放下手頭的工作，起身走一走。

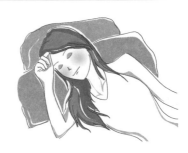

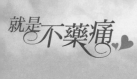

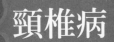

頸椎病

　　在我們針灸科，經常遇見病人對我說：「醫生，我又落枕了，這段時間怎麼老是落枕？」我讓他去照X光，結果經常是頸椎有生理弧度變直或骨質增生的問題。其實反復落枕，就要考慮到頸椎病的可能。

　　頸部是頭部和身體相連的通道，其中有很多重要的神經和血管。頸部的肌肉力量並不大，但需要進行大量的運動，所以這個地方很容易受到損傷。有的時候，我們看書、看電腦、看電視，如果姿勢長時間不變，也會使某些特定的肌肉出現緊張，從而出現酸痛僵硬。如果頸部肌肉的緊張長期得不到緩解，還會引起頭部、肩部、手臂的各種症狀。

　　頸椎病（又稱頸椎綜合症）現在有年輕化的趨勢，尤其是從事文字工作的人比較多見，如記者、作家、編輯、電腦工作人員等。按壓穴位對於緩解頸椎病的症狀有比較好的效果。但是頸椎病是一個慢性病，要獲得持久的效果，需要長期堅持哦！

按壓天井穴

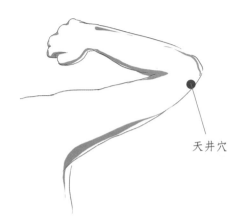

天井穴

◎ **取穴**：曲肘關節，上臂的背面，肘尖向上約兩個拇指寬度
　　　　的位置就是天井穴。

◎ **手法**：左肘彎曲，右手中指按壓左側天井穴1分鐘，同時活
　　　　動頸部，然後左、右手交換按摩1分鐘。

◎ **中醫點評**：按壓這個穴位對肘部、臂部、肩部、背部疼痛
　　　　　　及一些皮膚疾病都有治療效果。

天井穴的小故事

　　「天井四四方，周圍是高牆。清清見卵石，小魚圍中央。只喝井裡水，永遠養不
長。」這是毛澤東小時候作的一首詩《贊天井》，利用天井來比喻狹隘的思維空間。而這裡
的天井穴，也處在一個狹隘的空間裡，四周都是骨頭，中間是一個凹陷。

刮擦大椎穴

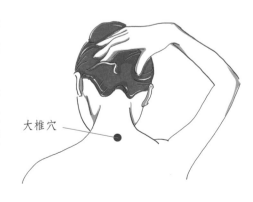

大椎穴

◎ **取穴**：低頭，從後髮際沿著頸部後正中線向下，摸到最高
　　　　處的頸椎突起處後，在頸椎下的凹陷處就是大椎
　　　　穴。

◎ **手法**：大椎穴可以採用擦的方法，並配合拖擦頸側。先將
　　　　手自然地放在大椎穴上，用手連續向下拖擦，注意
　　　　手向下拖擦時要用力，向上時不要用力太大。連續
　　　　拖擦10至20次，可以左、右手輪流交替按摩。

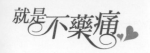

再以自然的手勢將右手搭在左頸側，頭扭向右側，輕鬆地順著手肘的方向往下拖擦；然後換成左手搭在右頸側，順著手肘的方向往下拖擦。連續重複做10至20次。注意手向下拉時要用力，往上時則輕擦即可。

◎ **中醫點評：**大椎穴還可以用刮痧的方法。用湯匙蘸點菜油，刮到局部發黑為度。家裡允許也有環境的話，拔個火罐，留10分鐘，也有很好的效果。

清瀉邪熱的大椎穴

　　大椎穴是以人體解剖名稱來命名的，《經穴釋認匯解》認為：「穴在第一椎上凹陷處，因其椎骨最大，故名大椎。」大椎穴在督脈上，是督脈和人體的各條陽經相交點，除能調節本經經氣外，還可調節六陽經經氣，是清瀉各條陽經的邪熱的重要穴位。

🌹 拍打秉風穴

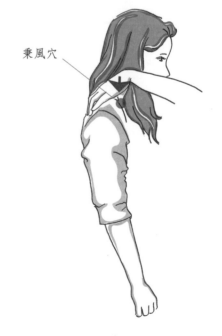

秉風穴

◎ **取穴：**抬起手臂的時候，在我們肩胛骨上方的一個凹陷處，就是秉風穴。

◎ **手法：**秉風穴可以用拍打的方法。頭部扭向左側時，用左手連續拍打右側的秉風穴10次；當頭部扭向右側時，用右手連續拍打左側的秉風穴10次，可以輪流交替拍打數次。拍打結束後，將手掌放在耳朵下方，從上向下推向肩膀，反復5次後結束。

◎ **中醫點評：**前面我們講到風府穴和風池穴時（見第21頁），就說到了「風」在中醫中的重要性。中醫認為，風是百病的起源。民間把很多關節疼痛的原因都說是「風濕」、「風寒」。秉，有秉受的意思。這個穴位可以調理「風氣」引起的疾病，所以對頸肩關節疼痛特別有效果。

　　頸部酸痛僵硬的人，平時的鍛鍊非常重要。症狀較輕的人不需治療，只要能堅持一段時間做頸部鍛鍊，就可以緩解症狀甚至痊癒。下面是我推薦給頸椎病患者一套共十個步驟的頸部體操鍛鍊：

1 坐位，雙手叉腰，頭伸向左前方，目視下方，還原。頭伸向右前方，目視下方，還原。

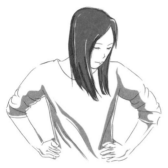

2 雙手叉腰，頭部轉向左側，還原；頭部轉向右側，還原。

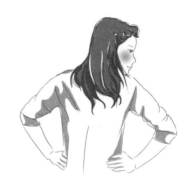

3 雙手叉腰，頸部向上拔伸，下頜內收，貼近胸部，還原。

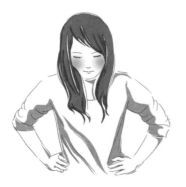

4 雙手叉腰，左手置於右肩，頭向左側轉，還原；右手置於左肩，頭向右側轉，還原。

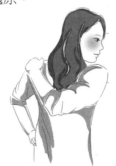

5 雙手托下頜，下頜用力下壓，雙手與其對抗，還原。

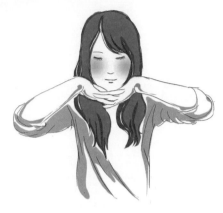

6 雙手叉腰，頭按前－左－後－右的順序，環繞一周，然後反向繞一周。

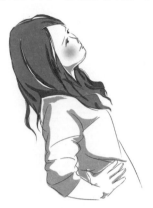

7 雙手叉腰，頭稍前傾，向左後上方觀望，還原；向右後上方觀望，還原。

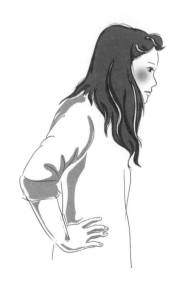

8 頭稍低，兩手指交叉抱於枕後，兩臂向兩側張開，同時用力抬頭，兩手用力與其對抗，還原。

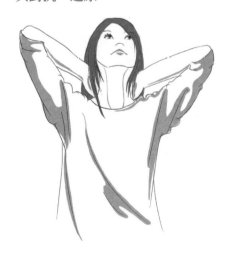

9 頭微抬高，左手托下頜向左側用力，右手置於左耳上，向右緩慢用力，還原；右手托下頜向右側用力，左手置於右耳上，向左緩慢用力，還原。

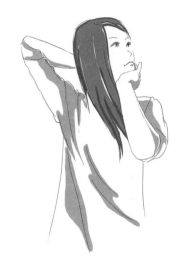

10 低頭含胸，兩臂交叉置於大腿上，然後上舉過頭，抬頭目視雙手，雙臂伸直分開，繞體側下降，還原。

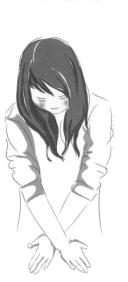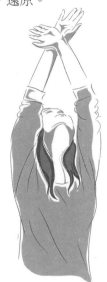

這套頸部體操可以每天做1次，只要堅持做，5次左右就會有效果。

注意事項

　　患頸椎病的人，如果出現雙腳走路時像踩在棉花上般不踏實時，可能是頸椎的神經受到比較嚴重的壓迫，應該及時就診。

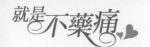

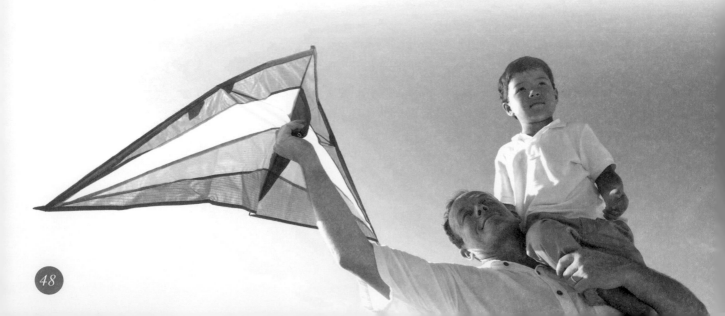

♥ 貼心小叮嚀

這些事情應該避免

◎ 避免長期伏案。經常保持一個姿勢，使頸部負擔過重，容易引起頸部僵硬。

◎ 避免常吹冷風。風寒入侵，會引起頸部肌肉僵硬，加重病情。

◎ 避免久對電腦。長期對著電腦，會使頸椎過度勞累，導致酸痛。

◎ 避免劇烈運動。在沒有防護的情況下，做一些頸部的劇烈運動，容易使頸部的肌肉損傷。

小錦囊

◎ 游泳、放風箏、打羽毛球等運動對頸椎的健康有非常好的作用。

◎ 電腦螢幕的位置應該調整舒適一些，以減少頸部勞損的機會。

◎ 選用合適的枕頭，適宜的高度為與肩同高。

◎ 寒冷的天氣裡，要多穿一點衣服或戴一條圍巾。

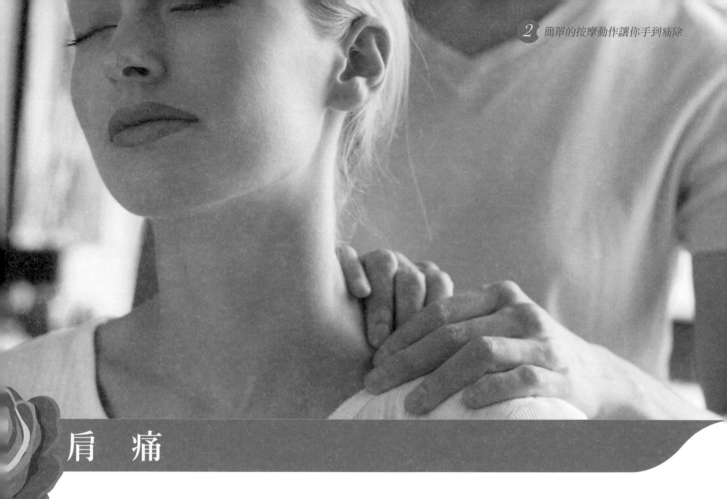

肩 痛

　　大約在五年前，也沒有什麼原因，我的老父親右側肩膀很痛，不能抬舉，而且晚上特別痛，嚴重影響了睡眠。那一段時間，我每天都爲他做穴位按摩，他的肩膀很快就不痛了，也能夠活動了。

　　肩部酸痛多是由於肩部的肌肉疲勞和緊張導致的。一般長期伏案寫字、打字及從事電腦操作等室內工作者，最易肩膀酸痛。他們的工作往往需要手臂持續在一種固定的姿勢，因而造成肌肉的緊張、僵硬、淤血，並由手臂擴展至頸肩而造成肩膀酸痛。如果像我父親這樣，肩痛還伴有肩部活動障礙，則有可能是肩周炎。

　　刺激肩膀附近的穴位，可以促進血液流通，緩解肩部酸痛。如果活動有障礙，還可以配合肩關節的鍛煉，這樣效果會更好。

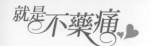

提捏肩井穴

◎ **取穴**：肩井穴在兩側肩部肌肉正中的位置。也就是我們挑擔
的時候，扁擔在肩部壓住的地方。

◎ **手法**：自己按壓肩井穴的時候，雙手上舉，拇指張開，和其
餘四指相對呈握鉗狀，握住肩部的肌肉，拇指在前，
四指在後，然後相對用力，有節律性地提捏肩部肌
肉。動作要由輕而重，提捏要連貫，連續提捏1至2分
鐘。這個穴位也可以由其他人幫助按捏。

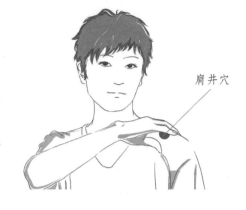

肩井穴

開通氣血運行的肩井穴

肩井穴在肩胛骨與鎖骨中間，屬於足少陽膽經穴位。在該穴處按摩，有鼓舞氣血運行
周身的作用。古代有歌訣說：「肩井穴是大關津，捎此開通血氣行，各處推完將此掐，不
愁氣血不周身。」當人感到昏昏沉沉的時候，提捏這個穴位會感到一下子清醒很多。

注意事項

肩痛時應設法找出肩痛的原因。肩周炎造成的肩痛主要表現為肩臂疼痛，此病多可自
行痊癒，肩痛並非皆為肩周炎所引起，下列疾病也常引起肩痛，千萬勿疏忽大意而貽誤病
情。如：

◎ **肺癌**：肩痛是肺癌轉移壓迫臂神經叢所引起，會出現在咳嗽、咯血、胸痛等呼吸道症狀
之前。

◎ **頸椎病**：長期伏案工作等職業因素，使頸椎易發生增生等退行性病變，增生的骨刺壓迫
頸部神經可引起肩痛，但這種肩痛多伴隨有頸部的不適及頭昏、眩暈等症狀。

◎ **膽囊炎、膽石症**：炎症或膽結石也可引起右肩痛，常有反覆發作的病史。

◎ **心絞痛、心肌梗塞**：這兩種情況常危及生命，有冠心病史者尤應小心。

🌹 點揉肩髃穴和肩髎穴

◎ **取穴**：將手臂平舉的時候，肩上會出現兩個凹陷，其中靠前的那個凹陷就是肩髃穴，靠後的那個凹陷就是肩髎穴。

◎ **手法**：肩髃穴和肩髎穴均可用對側的拇指或中指，連續點揉30至50次。

◎ **中醫點評**：這兩個穴位還可以用吹風機吹，直到局部感到溫熱（但不燙），對肩痛的緩解也很有好處。

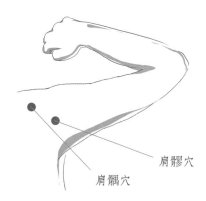

肩髎穴

肩髃穴

肩髃穴的小故事

　　唐朝初年，有一名武將擅長射箭。後來他因感風寒，肩膀疼痛，拉弓都很困難。這位武將找了很多醫生治療，但都沒有效果。最後他找到了名醫甄權。甄權要他保持射箭的姿勢，然後對準肩上的肩髃穴一針扎下去，這位武將馬上就可以射箭了。因為太神奇了，這個故事一直流傳到今天。

小錦囊

◎ 如為肩周炎，在急性疼痛期過後，應該積極進行功能鍛煉。

◎ 持續工作1小時之後，應放鬆肩部，並活動頸部的肌肉。

◎ 在寒冷的天氣裡，要多穿一點衣服，注意肩部保暖。

◎ 用熱水袋對疼痛部位進行熱敷，對肩痛的好轉會有幫助。

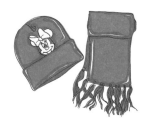

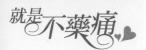

就是不藥痛 ♥

配合活動

平時可以做一下伸展操，讓肩部放鬆：

1 兩手在身體的前方交叉，手掌向外側，手臂向前伸展到背部彎曲的程度，並保持這個姿勢10至15秒。

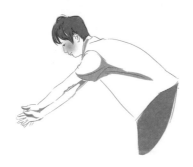

2 兩手在身體的後方交叉，手臂向後伸展的同時將身體向後仰，保持這個姿勢10至15秒。

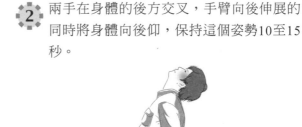

3 右臂放在胸前，左臂抱住右臂並拖曳，保持這個姿勢10至15秒。反方向也做同樣的動作。

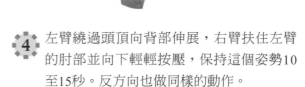

4 左臂繞過頭頂向背部伸展，右臂扶住左臂的肘部並向下輕輕按壓，保持這個姿勢10至15秒。反方向也做同樣的動作。

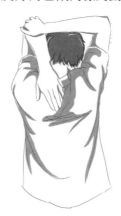

5 雙手打開，伸直，以肩部爲中心畫圈。也可單手輪流畫圈。

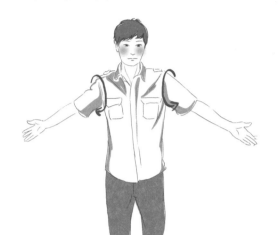

6 雙手儘量往上伸直，模仿盡力向上探物的動作。

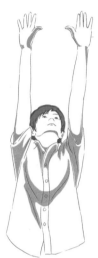

 貼心小叮嚀

這些事情應該避免

◎ 避免運動過度。鍛煉前一定要先熱身，把關節拉開，運動強度要從輕到重，不能一下子就用最大的力量，那樣會使關節受傷。

◎ 避免常吹冷風。風寒入侵是導致肩痛的一大原因，所以應該注意保暖。

◎ 避免肩部長時間處於一種僵硬的姿勢，特別是長期伏案寫字、打字或從事電腦操作的工作人員。

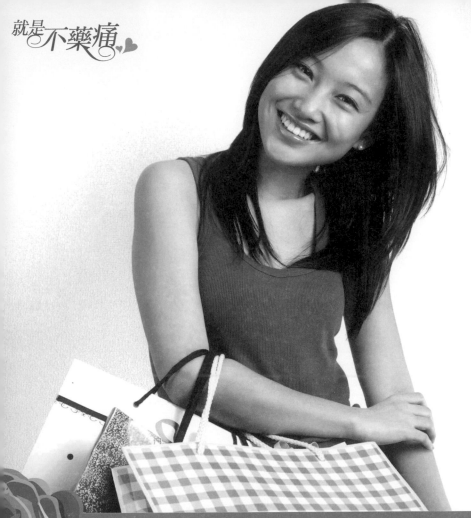

手臂酸痛

　　與身體其他部位相比，手臂是一個用得比較多的部位，相對上就容易疲勞。對於一般人來說，如果從事一項用到手臂時間比較長的工作，就會有手臂酸痛的感覺，尤其是上了年紀的人。手臂上的肌肉糾結時會壓迫血管，阻礙血液流通，造成手臂酸痛，甚至麻木。對於手臂酸痛，我們不能等到痛了再去治療，堅持每天刺激一下相關穴位，可以使手臂肌肉的疲勞儘快解除。

刺激天宗穴

◎ **取穴：**天宗穴在肩胛骨下窩中間的凹陷處，從肩胛角向上，平第四胸椎的地方。

◎ **手法：**自己用手按壓天宗穴，其實不太使得上力氣，故刺激這個穴位的時候，不用太拘泥於穴位的位置。我們可以找一個桌角，抵住天宗穴的位置來刺激這個穴位。

現在有很多健身器材，有一種是專門用來按摩後背的，也可以用它們來按摩天宗穴。

◎ **中醫點評：**這個穴位很敏感，按得重一些，就會感到整個上肢都酸脹麻木。

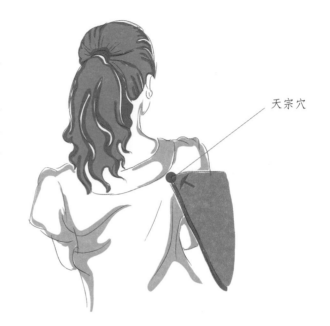

天宗穴

牽動四肢末稍的天宗穴

宗是宗廟的意思，而天在中國傳統理念中，是地位比較高的。天宗穴位於肩胛骨中央，上可以連接頸椎，下可以牽動四肢末端，是一個非常重要的穴位。

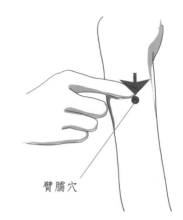

🌹 按壓臂臑穴

◎ **取穴**：臂臑穴在肩膀外側的三角肌下端和骨頭相交的凹陷處。

◎ **手法**：按壓這個穴位，主要用對側手的拇指，向內往骨頭方向按壓。按壓完後，再抓捏一下上面的三角肌，這樣整個上臂會有輕鬆感。

◎ **中醫點評**：臑是指動物的前肢，有靈巧、好動的意思。臂臑穴位於三角肌的下方，和上臂的活動關係密切。所以按壓這個穴位，對改善上臂和前臂的酸痛症狀特別有效果。

臂臑穴

🌹 揉捏手三里穴

◎ **取穴**：手三里穴在肘部內側褶皺的一端（拇指一側）向著手腕方向兩個拇指寬度的位置。

◎ **手法**：按壓手三里穴時，可以嘗試著按壓穴位的周圍，找出一個刺激感能夠傳達到手指的位置，將拇指的指腹前端放在上面，慢慢揉捏。

手三里穴

增強體質的手三里穴

　　手三里穴屬大腸經，是一個很敏感的穴位，善於治療前臂疼痛。手三里穴還可以治胃腸病，與足三里穴並用，效果更佳。此穴還善治腰膝痛，不論急、慢性均有效。手三里穴可消腫止痛，對於頭部、牙齦、肩膀腫痛都有療效。此外它還是治療鼻炎的要穴。古人認為手三里穴可增強體質，是人體的強壯穴，所以平時可多揉捏以健身。

配合活動

　　手臂經常酸痛時，可以做一做肌肉拉伸。最簡單的方法就是右手舉高伸直，然後手臂彎曲，肘關節枕於腦後，右手盡可能地沿著脊椎向下伸，不要太用力，左手由頭頂向地面方向震壓右臂。注意要一下一下地壓，不要用力過度，否則容易肌肉拉傷。大臂與小臂夾角大約為15°，這樣使大臂最大限度地拉伸，能緩解肱二頭肌的疲勞。右臂做完了，可以再做左臂。

　　做這個動作的時候，背要挺直，站著、坐著都可以，最好在運動後立即做，或在手臂酸痛難忍的時候做。

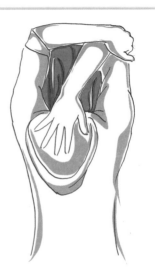

♥ 貼心小叮嚀

這些事情應該避免
◎ 避免不良睡姿。有的人喜歡把手臂枕在頭下睡覺，這樣容易損傷手臂的神經，引起手臂酸痛麻木。
◎ 避免受涼吹風。天氣冷的時候，應該穿長袖的衣服保暖，不要為了追求時髦而把胳膊露在外面。
◎ 避免外力損傷。運動的時候，不能過度。如果運動中損傷了手臂，若沒有調理好，日後便會經常感覺到酸痛。

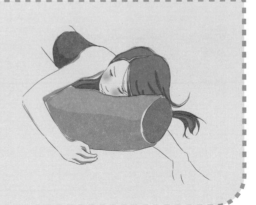

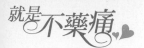

小錦囊

◎ 可適當參加一些輕便的運動，如乒乓球、跳繩等，促進全身氣血流通，增加手臂的供血。

◎ 在工作之餘或睡覺前，用熱水泡腳，可以促進全身的氣血流通。

◎ 使用熱水袋、熱毛巾等敷於患處，可以有效緩解局部肌肉緊張。

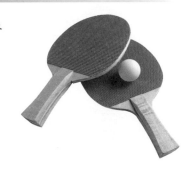

注意事項

　　手臂酸痛，可能是局部肌肉和神經的疾病，也可能是位置比較高的部位出了問題。常見的原因是頸椎病，即頸椎壓迫了神經，導致手臂酸痛麻木。如果老年人突然出現手臂酸痛，甚至無力，還要當心中風的可能，應及時就診。

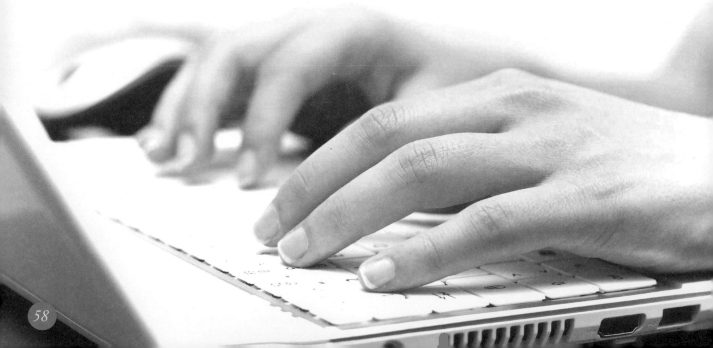

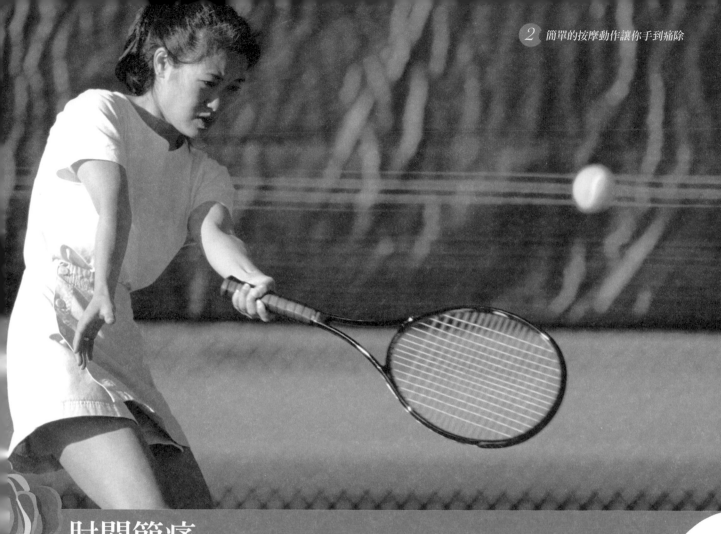

肘關節痛

　　肘關節最容易疼痛的部位就是關節外側端的骨頭突起處。由於以前發生這種疼痛的人大多是網球運動員，所以這個病又稱「網球肘」。其實現在有很多不打網球的人也生這個病，如家庭主婦、車間工人等。凡是要用到前臂旋轉動作的人，肘部都比較容易受到傷害。時常進行穴位按摩，對於緩解肘關節疼痛有很大的好處。

🌹 用力按壓曲池穴

◎ **取穴**：曲池穴位於肘部褶皺處靠拇指一側，在肘橫紋外側的終
點。

◎ **手法**：按壓的時候，將對側手的拇指端放在曲池穴上，用力按壓
5秒，以感到酸脹爲佳。重複5次。

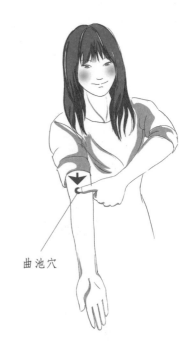

曲池穴

關乎氣血的曲池穴

曲池穴是一個陽氣很足的穴位，當手肘彎曲的時
候，就像一方淺淺的水池。這個池塘裡儲存的不是水，
而是陽氣。曲池穴是手陽明經的合穴，陽明經是多氣多
血的經絡，氣血旺盛，而合穴又是該條經絡中氣血最足
的地方，就像河流進入了大海。

🌹 彈撥小海穴

◎ **取穴**：很多人都有不小心撞到肘關節內側時，整個手臂發麻的經
驗，這個位置上的穴位就是小海穴。要找小海穴的位置，
先找到肘關節的尖端，再找到內側的那塊突起的骨頭，兩
個部位中間的凹陷處就是小海穴。

◎ **手法**：平時治療肘關節痛的時候，以按揉爲主，如果再加上撥
動，使酸麻感傳導到小指，還可以治療頸椎病引起的小指
麻木。

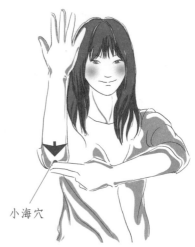

小海穴

🌹 按壓少海穴

◎ **取穴：**彎曲肘關節時，先摸到肘關節內側的骨頭，這塊骨頭和肘內橫紋的中點就是少海穴。

◎ **手法：**按壓的時候，將對側手的拇指端放在少海穴上，用力按壓5秒，以感到酸脹為佳。重複5次。

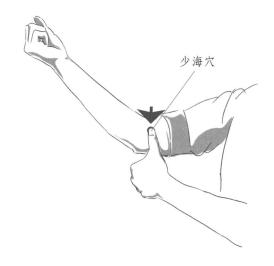

少海穴

小海穴與少海穴的分辨

在人體上，有很多以「海」命名的穴位，如血海、氣海等，都是某種物質很充足的地方，像大海一樣，容量很大，海納百川。小海穴和少海穴都是合穴，都在肘關節上，作用也有類似的地方，很容易搞混。其實從名字上來分辨，兩個穴位還是很容易記憶的，小海穴是手太陽小腸經的穴位，而少海穴是手少陰心經的穴位，經絡的名稱決定了這兩個穴位的名字。

小錦囊

由於運動或過度疲勞所造成的肘部疼痛，能夠隨著時間痊癒，因此要注意平時不要強行用力。利用運動員經常使用的寬大護肘，可以保護肘部免受傷害，同時還有保暖作用。

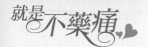

配合活動

1 取站位，右手拍打左手上臂部位，迅速放下。

2 左手拍打右手上臂部位，迅速放下。

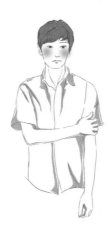

3 右手拍打左手手肘部位，迅速放下。

4 左手拍打右手手肘部位，迅速放下。

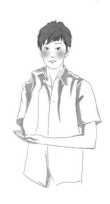

5 高舉右手，左手手掌拍打右臂腋下，連續數次，放下。

6 高舉左手，右手手掌拍打左臂腋下，連續數次，放下。左右交替，逐漸向下，拍至腰帶處。

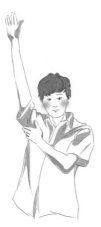

♥ 貼心小叮嚀

這些事情應該避免
◎ 避免經常做前臂撐、扭等動作。
◎ 避免肘部受涼。

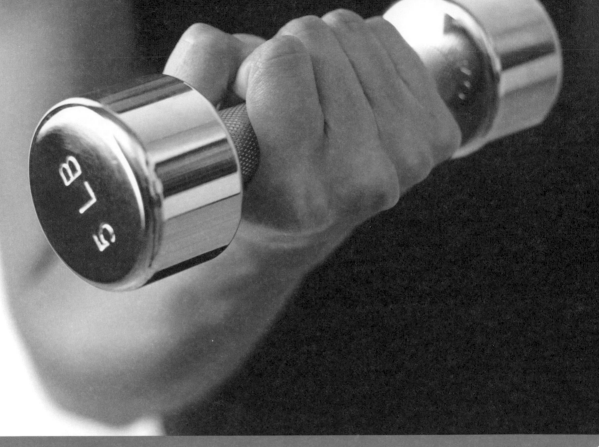

手腕痛

　　很多經常從事家務活動及照護孩子的家庭主婦，都會訴說她們的手腕酸痛不適；一些常年動筆桿子的文人、常使用電腦的人也經常會有這個毛病。這是什麼原因呢？

　　我們的手腕中，有一條通道讓肌腱和神經通過，長期重複用力或扭曲手腕，會使這個通道周圍發炎、腫脹，並且壓迫神經。當發現腕部疼痛的時候，可以透過按壓穴位，幫助自己迅速消除痛苦。

按壓陽池穴

◎ **取穴**：在手背一側，手腕背部橫紋正中略偏小指
方向有一個凹陷，這個位置就是陽池穴。

◎ **手法**：將對側的拇指放在陽池穴上，其餘四指握
住手腕，按壓4秒，休息4秒，重複這個動
作3次。

　　　按壓完後，用對側的手拿捏手臂的肌肉，
從上向下，重複5次。

對手腳冰冷有療效的陽池穴

　　人體上經常用海、澤、池、泉、渠、
淵等水系名來給穴位命名。我們可以把經
絡想像成一條河流，氣血就是這條河流中
的水。而這些地方多是氣血聚集或留存的
地方。陽池穴是陽氣留存的地方，所以這
個穴位對手腳冰冷的症狀有很好的療效。

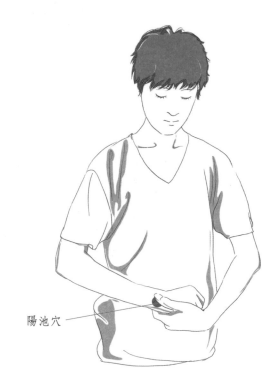

陽池穴

小錦囊

◎ 使用滑鼠和鍵盤操作電腦時，應保持一個比
較舒適的姿勢，操作一段時間後就休息一
下，活動活動手腕。

◎ 在按壓腕關節周圍穴位的時候，可以擦一點
按摩乳，效果會更好。

貼心小叮嚀

這些事情應該避免
◎ 避免長時間操作電腦。
◎ 避免運動過度，損傷手腕。

🌹 刺激大陵穴

◎ **取穴**：大陵穴位於手腕掌橫紋的正中。

◎ **手法**：用對側拇指按壓大陵穴，也是按一會兒，休息一會兒，經常和陽池穴配合使用。

◎ **中醫點評**：大陵穴在手腕掌橫紋的中點處，突起像丘陵，所以稱為大陵。這個穴位和陽池穴正好在腕關節的正反兩面的正中，守護著神經和肌腱通行的管道。

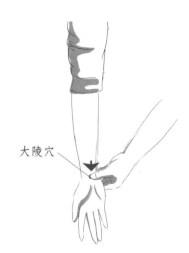

大陵穴

🌹 按壓陽溪穴

◎ **取穴**：手背上，當拇指蹺起的時候，靠近手腕的地方會出現一個凹陷，這就是陽溪穴所在的位置。

◎ **手法**：這個穴位是一個凹陷，我們可以用對側手的拇指按住這個穴位，然後前後活動患側的手腕，在活動手腕的同時也就刺激了這個穴位。

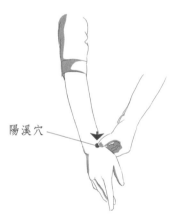

陽溪穴

舒緩緊繃手腕的陽溪穴

　　陽溪穴和陽池穴一樣，都是在手腕部位和陽氣有關係的穴位。陽池穴是池，是陽氣留存的地方；而陽溪穴中的陽氣，像流水一樣，緩緩流在手陽明經中。

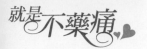

就是不藥痛 ♥

配合活動

◎ 左右搖擺：輕輕地左右搖動手腕，可以改善手腕部肌腱的發炎和腫脹。

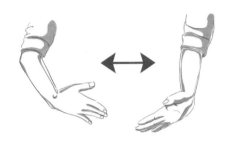

左右搖擺

◎ 張手：將雙手十指張開，然後再收攏，重複張開、收攏，可以使肌腱活動更加靈活。

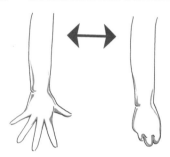

張手

◎ 手指比一四：雙手先做「舉起大拇指」動作，然後再改伸四指做「四」。借助雙手拇指與四指交互伸展，以拉動手指、手掌、虎口等部位，可以促進手指末梢神經運動，增進手部血液循環。

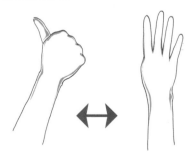

手指比一四

◎ 向內壓掌：將雙手除拇指外的八指交叉在一起，然後掌心壓向自己，放鬆，再壓向自己；重複做。

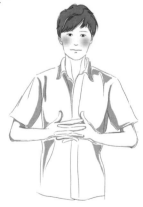

向內壓掌

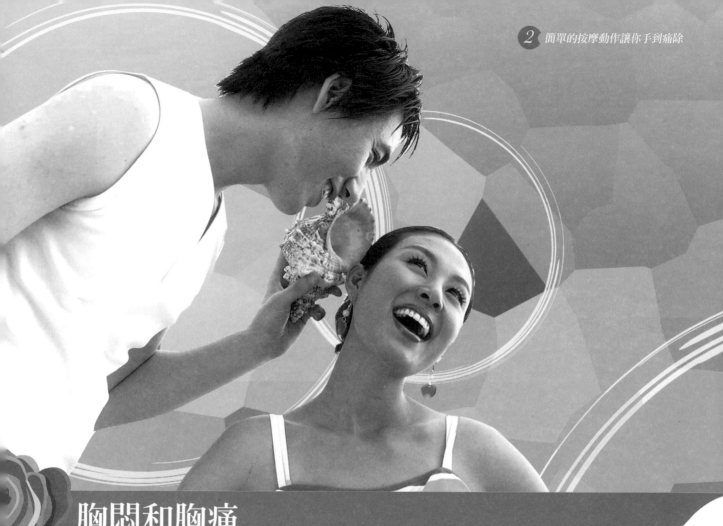

胸悶和胸痛

感覺胸悶和胸痛時應該去醫院檢查，看看究竟是什麼原因引起的，如果是年紀大的人，大都是由於經年累月的堆積，血管有點堵塞，氣血運行不順暢，氣滯血瘀，心臟供血不足，胸口就會難受。

很多人在胸部不舒服時，都會有一個習慣性的動作，就是拍胸脯，拍了以後就會發現胸悶和胸痛好些了，這個拍胸脯的動作就是拍打了膻中穴。我們一起來看看還有哪些按摩方法對緩解胸悶和胸痛有效果。

🌹 環形揉動膻中穴

◎ **取穴**：膻中穴在胸部正中，兩乳頭連線的中點。

◎ **手法**：按揉膻中穴的時候，四指併攏，然後用指腹輕輕地按順時針方向做環形揉動。

◎ **中醫點評**：該穴皮膚之下就是胸骨，在自我按摩的時候，用力不宜過重。

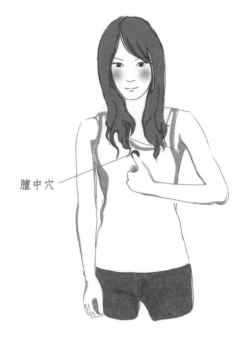

膻中穴

能有效治療各種「氣」病的膻中穴

　　膻中穴是任脈上的穴位，是心包經經氣匯集的地方，被中醫認為是「氣海」。刺激該穴可以有調節神經功能、鬆弛平滑肌、擴張冠狀血管的作用，能有效治療各種「氣」病，特別是對心悸、胸悶、哮喘、呼吸困難等疾病有比較好的治療效果。

小錦囊

◎ 愉快的心情有助於心臟的放鬆，空閒時應多聽聽音樂。

◎ 可參加一些輕便的運動，如打乒乓球、慢跑、快走等，促進全身氣血流通，增加腦部的供血。

◎ 平時可以常飲白菊花茶，取2至3朵杭白菊加入開水泡1至2分鐘即可飲用。杭白菊可以增強毛細血管功能，有擴張冠狀動脈的作用。

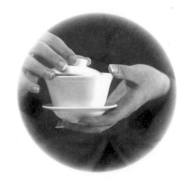

🌹 經常按壓內關穴

◎ **取穴**：內關穴在手腕橫紋正中向肘部方向兩橫指（拇指）的位置，在兩根大筋中間的凹陷處。

◎ **手法**：有冠心病的人平時可以在走路的時候，邊走邊按摩內關穴，也可以在工作之餘，每天花2分鐘按揉此穴，力量不要太大，有酸脹感就可以了。

◎ **中醫點評**：內關穴是心包經的絡穴。同時，內關穴通於陰維脈，陰維脈聯繫足三陰經並會於任脈，還與陽明經相合；以上經脈都循行於胸脘脅腹，故內關穴又是治療胸痛、脅痛、胃痛、心痛、反胃、胸脘滿悶等疾病的非常重要的穴位。

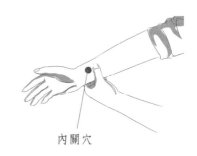

內關穴

🌹 刺激勞宮穴

◎ **取穴**：勞宮穴在手心，握拳屈指時中指指尖觸及的位置。

◎ **手法**：將對側手的拇指指腹放在勞宮穴上，像畫圈一樣用力按壓20至30秒，以感到酸脹為佳。我們還可以把一個山核桃放在手心的勞宮穴間，雙手用力，使其在滾動的同時刺激穴位。

◎ **中醫點評**：平時經常按摩以上兩個穴位，對預防胸痛有很好的效果。

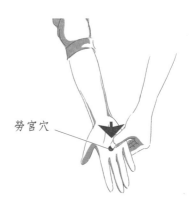

勞宮穴

與勞累有關的勞宮穴

　　勞宮穴，為什麼叫這個名字呢？其實就是勞累了，到宮殿裡休息的意思。冠心病多在勞累後容易發作，所以可以利用這個穴位。另外，這個穴位是心包經的榮穴，對於心臟方面的疾病經常可以用到。

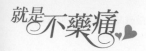

◎ 捶胸：自然站立，雙手握空拳，用拳心交替敲打胸部，用手掌拍打也可以，捶遍全胸鎖骨以下、乳房以上的部位，連續進行20至30次。捶打時應配合呼吸進行練習，手法則以感覺舒服為度。

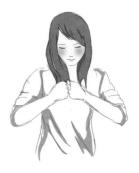

捶胸

◎ 推擦胸部：自然站立，左手隨身體右轉上提至右胸乳頭上方，然後身體左轉，左手隨之斜行向下推擦，途經前胸正中兩乳頭之間，推向對側的臀部，最後身體反方向重複上述動作。連續推擦10至20次。

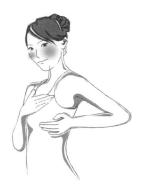

推擦胸部

◎ 舒胸：兩腿平肩站立，兩手臂向後下方極力舒伸，掌根用力後撐，足跟提起，胸部盡力向前上方挺出。略微停頓後放鬆全身，使兩臂下垂，還原成自然站立狀態。連續做10至20次。可以配合呼吸，在提踵挺胸時吸氣，身體放鬆還原成自然狀態時呼氣。

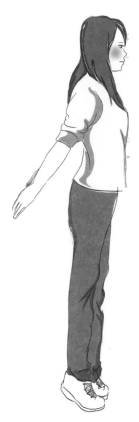

舒胸

注意事項

　　對於胸悶和胸痛必須特別予以重視，以免延誤治療的時間。應該到醫院去進行胸部透視（X線檢查）、心電圖、超聲心動圖、血液生化、肺功能測定等檢查，以便臨床醫師進一步確診。

　　長時間的胸痛如不能緩解，就有心肌梗塞的可能，應該馬上到醫院就診。

貼心小叮嚀

這些事情應該避免

◎ 避免作息不正常，睡眠不足。經常熬夜會加重心臟的負擔。

◎ 避免經常生氣。把事情憋在心裡容易引起胸悶和胸痛。

◎ 避免飲食不當。如油膩過多容易使血管堵塞。

◎ 避免在門窗密閉、空氣不流通的房間內逗留較長時間。

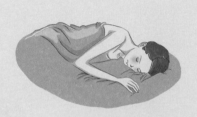

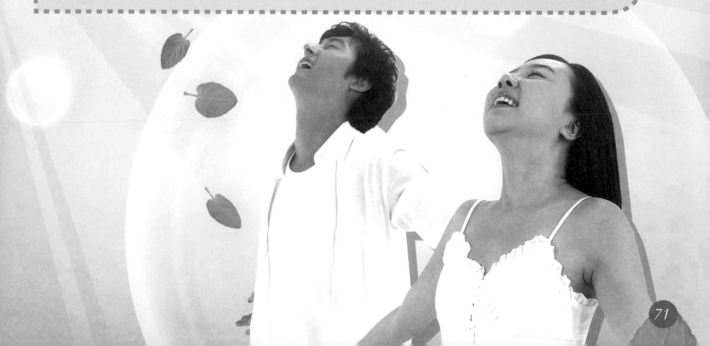

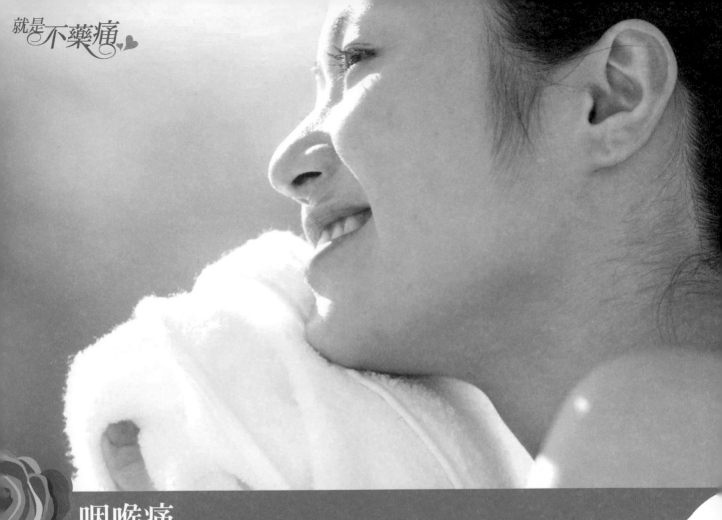

就是不藥痛 ♥

咽喉痛

　　我認識一個老師，他平時經常感到咽喉疼痛不適，有一段時間課上多了，竟突然失聲了！其實急慢性咽炎、哮喘、消化不良、長期便秘等都會引起咽喉痛。咽喉痛時最重要的就是要讓疲勞、水腫的咽喉休息，不能大聲用嗓，更不能大吼大叫。一般來說，經過幾天的休息和治療，咽喉疼痛就會好轉，嗓音就會恢復。但是對於需要長期用嗓的人，如老師、歌手等，聲音是他們謀生的工具，如何快速恢復嗓音就變得非常重要。學習以下穴位的知識，會很有幫助的。

🌹 刺激少商穴

◎ **取穴：**靠近拇指指甲角外側，沿著拇指指甲角邊緣的橫向和豎向向外延長，兩條線的交點就是少商穴。

◎ **手法：**少商穴的位置很小，要刺激這個穴位，圓鈍頭的東西都可以為我們所用；也可以用牙籤鈍的那一面來刺激。

◎ **中醫點評：**對少商穴還有一個刺激方法，就是刺血療法。肺怕熱，喜清涼。少商穴放血，就相當於將肺經過熱的氣血引出去，還給肺一個清涼的天地。操作的時候，可以用家裡的縫衣針，先在火上燒過消毒，或用醫院裡打針用的針頭。接著先用酒精為皮膚消毒，然後捏起一點點少商穴處的皮膚，用針快速在皮膚上刺一下，擠三、五滴血就可以了。

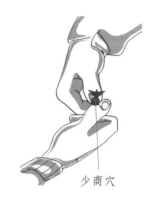

少商穴

🌹 摩擦魚際穴

◎ **取穴：**把拇指伸直，在拇指根部的掌面這一塊泛白的地方是大魚際，背面的顏色比較深。拇指根部和手腕連線的中點，在兩種顏色交界的這條線上，就是魚際穴。

◎ **手法：**魚際穴主要用對側的拇指來按壓，左、右兩側交替，一般連續按壓2至3分鐘。

◎ **中醫點評：**咽喉痛在中醫裡被認為是肺熱引起的。魚際穴是肺經的滎穴，五行屬火，火剋金，從穴位的屬性上來看，它是一個瀉肺熱比較好的穴位。

除了一般的按摩方法之外，還有一個很輕鬆簡便的方法。比如說在我們工作時，感覺累了的時候可以停一會兒，將手放在桌子上，魚際處抵著桌子，在桌子的邊緣進行蹭擦，可以很省心省力地刺激魚際穴。平時在外面的時候，如果有硬物在身邊，也可以用來刺激魚際穴。

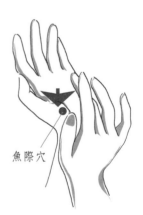

魚際穴

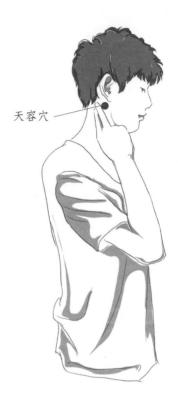

天容穴

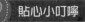按壓天容穴

◎ **取穴：** 先找到下頜角，往下一個拇指的寬度就是天容穴。

◎ **手法：** 這個穴位可以用自己的中指來按壓，每天按3至5分鐘。

頸膚美滑的天容穴

天，可以理解為位置比較高；而容，是容貌的意思。一個人衰老後，最不容易掩飾的就是天容穴所在的頸部。經常按摩這個穴位，可以使我們的頸部挺拔，皮膚看上去光滑。當然，天容穴也可以改善咽喉不適的症狀，使聲音變得清亮。

貼心小叮嚀

這些事情應該避免

◎ 避免用嗓過度，以防咽部反復充血，產生發炎症狀。

◎ 避免吃太多刺激辛辣食物。這類食物對咽喉是不小的刺激，長期不節制的話，咽喉痛不請自來。

◎ 避免經常性的疲勞。如果身體長期處於疲憊狀態，會增加咽喉感染的機率。

配合活動

以空心拳刮頸，手指輕鬆併攏，用屈曲的手指關節觸碰頸部。把頭抬高，拉緊頸項，雙手同時由下巴刮至兩鎖骨處，重複數次動作，可以改善頸前氣管、血管的柔軟度，對咽喉痛及聲音沙啞都有改善作用。

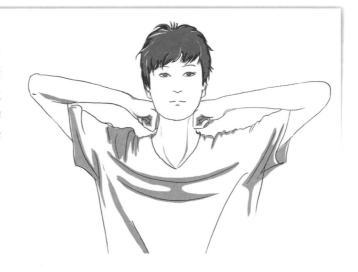

小錦囊

◎ 注意口腔衛生，養成早晚刷牙、飯後漱口的習慣，細菌少了，咽喉發炎的機會也會降低。

◎ 經常處於空氣汙濁的環境中，應佩戴口罩，保護咽喉部。

◎ 不要長時間說話、唱歌，注意休息，多喝白開水。

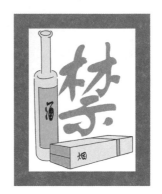

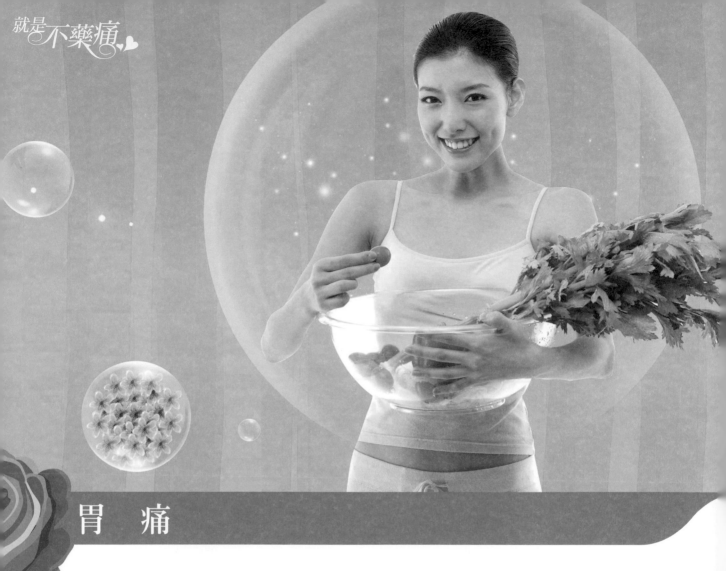

就是不藥痛♥

胃　痛

　　有些人把止痛藥當做治療身體疼痛的萬能丹，不管身體哪個部位疼痛都服用止痛藥。特別是有些胃痛的病人，在胃痛時也服用止痛藥。結果，胃痛不但沒有得到任何緩解，反而更加嚴重。這是因為止痛藥中含有的咖啡因成分對胃有一定的刺激性，還會促進胃酸分泌的作用，使得胃痛和十二指腸潰瘍更加嚴重。所以，胃痛的人不要隨意濫用止痛藥，應在醫生的指示下用藥，以防發生各種意外。如果胃痛急性發作，身邊又沒有醫生和藥物時怎麼辦？這個時候穴位按摩就可以幫上大忙了。

🌹 急性胃痛按梁丘穴

◎ **取穴**：梁丘穴位於膝蓋外側端，直上兩個拇指寬度的位置。

◎ **手法**：按壓梁丘穴時，用拇指指尖按在穴位上，朝大腿方向用力加壓，微弱的刺激是無法止住胃痛的。每次按壓20秒，休息5秒後再繼續，按到胃痛緩解為止。

◎ **中醫點評**：梁丘穴是胃經的郄穴，郄穴是經脈之氣深聚的地方，臨床上多用於治療各經的急症。所以梁丘穴經常被用來緩解急性胃痛的症狀。

　　刺激梁丘穴僅是一種緊急救護，並不是止痛了，所有的問題就解決了。如果胃痛是由某種原因導致的，到醫院查明真正病因是非常必要的。

梁丘穴

急性胃痛尋梁丘

　　郄，意指氣血深聚的空隙處（「郄」字即「孔隙」也）；郄穴都分布在四肢，梁丘是足陽明胃經的郄穴（郄穴是各條經絡上都有的一個特殊穴位），它的功效用一句話可代表──「急病尋郄穴」，如急性的胃痙攣、腹瀉等發作時，懂得處理胃經的郄穴就能有迅速緩解疼痛的效果。

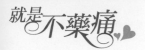

🌹 平時可按足三里穴

◎ **取穴**：足三里穴緊靠膝蓋下方，在小腿骨外側一個手指寬度的位置。

◎ **手法**：用兩手拇指指腹稍用力分別對準兩腿足三里穴，先按順時針方向旋轉點揉60圈，再按逆時針方向點按60圈。接下來，再用兩手拇指指腹從兩腿足三里穴自上而下按揉，至局部皮膚有熱感為度。

◎ **中醫點評**：按此方法，每日進行2至3次，連續數日，胃痛症狀就能夠緩解或消失。

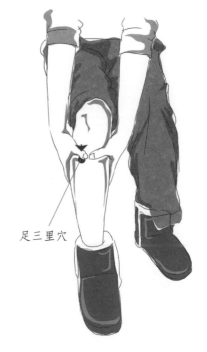
足三里穴

消除疲勞、益壽延年的足三里穴

足三里穴是胃經的合穴，也是胃經裡氣血最旺盛的穴位。它還是胃的下合穴，所以按揉此穴治療胃痛效果比較好。胃是人後天之本，常常針灸該穴可補脾健胃，增強免疫功能，同時還能夠消除疲勞、益壽延年，所以足三里穴又被稱為「強壯要穴」。如果常常按揉此穴，能夠增強抗病能力，保持旺盛精力。

配合活動

◎ 摩上腹：每日飯
後，進行適當散步
後或臥或坐，用手
揉腹。先將雙手搓
熱，分別以左、右
手按順時針方向或
逆時針方向按揉上
腹部，各做30次左
右。此法可增強胃
腸功能，對治療腸
胃病有一定效果。

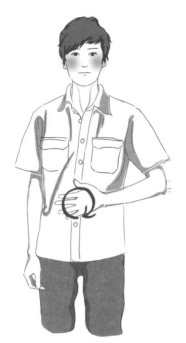

摩上腹

◎ 鼓漱：閉口，讓舌沿牙齒邊緣左右攪動各24
次，接下來，閉口鼓腮，做漱口動作，待口
津液充滿時，分3次緩慢下嚥。該法可益胃消
食，增強胃腸功能。

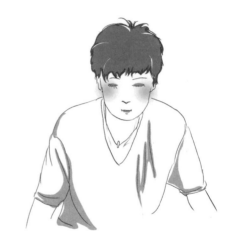

鼓漱

注意事項

　　胃部不適的伴隨症狀繁多，如打嗝、脹氣、噁心、嘔吐、胸悶等。引起胃痛的疾病有
很多，如果伴隨胸悶燒心、吐酸水、打嗝等症狀，可能是食道疾病；如果伴隨空腹疼痛、
飽脹餓痛、打嗝有酸味甚至吐血等症狀，可能是胃潰瘍；但如果伴有黃疸、發熱等症狀，
可能與胃無關，而是膽囊的問題。長時間的胃痛應該到醫院去查明原因。

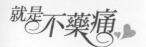

 貼心小叮嚀

這些事情應該避免

◎ 避免不規律的飲食習慣。

◎ 避免飯後馬上運動和工作，最好等胃部的食物消化得差不多了再開始工作。

◎ 避免煙、酒、咖啡、濃茶、汽水以及酸辣等刺激性食物，這些都是最傷胃的。

◎ 避免冷飲和雪糕等寒涼的食物，宜多吃溫熱的食物。

◎ 避免緊張、焦慮、惱怒等不良情緒。

小錦囊

◎ 胃就像一部每天不停工作的機器，食物在消化的過程中會對黏膜造成機械性損傷，保持有規律的飲食是治療胃病的關鍵。

◎ 牛奶可以形成一層胃的保護膜，每天早上起床後先喝一杯牛奶，再吃東西。

◎ 饅頭可以養胃，不妨試試作為主食。

◎ 蔬菜、水果類食物是人體不能缺乏的，但最好煮得軟一點再吃，這樣胃會好受一點。

◎ 蔬菜和果皮的纖維比較多，不容易消化，可以適度食用，不宜太多。

◎ 胃痛的時候，儘量把皮帶鬆開，這樣可以讓腹部舒服一點。平常儘量穿著舒適寬鬆的衣服，避免腹部受壓。

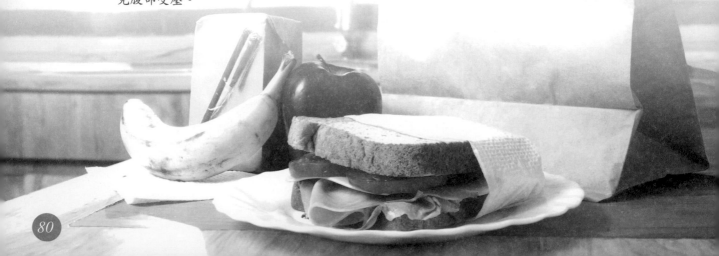

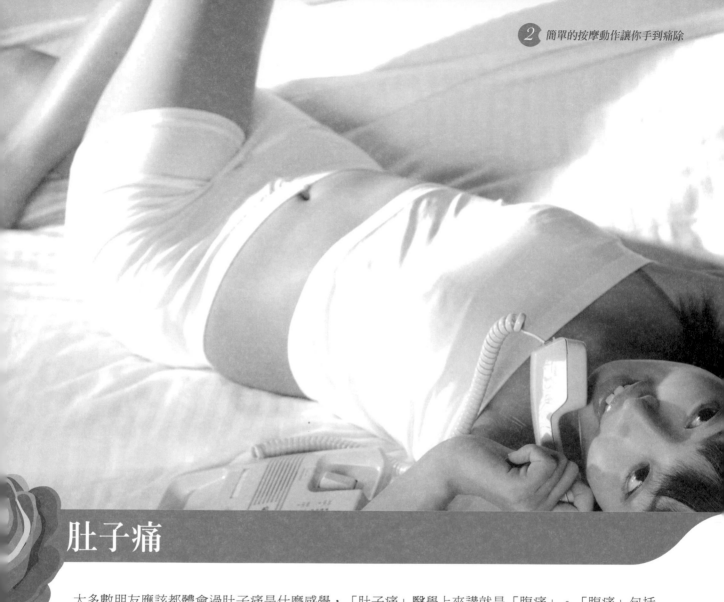

肚子痛

　　大多數朋友應該都體會過肚子痛是什麼感覺，「肚子痛」醫學上來講就是「腹痛」。「腹痛」包括的範圍很廣，你想，這裡面有多少東西啊，胃、腸、肝、膽、胰……腹腔裡所有器官甚至是腹腔裡的肌肉出了問題都會肚子痛。穴位療法對暴飲暴食引起的肚子痛，以及受寒引起的肚子痛都很有效。在肚子痛又來不及上醫院的時候，可以按壓一下穴位緩解疼痛。

為神闕穴加溫

◎ **取穴：**神闕穴就是肚臍的中點。

◎ **手法：**用掌心對準神闕穴下按，並按順時針方向連續按揉30至50次。神闕穴也可以用吹風機加溫。治療肚子痛，給腹部加溫往往會有效果。

◎ **中醫點評：**任脈上的穴位，艾灸是很好的途徑，尤其是神闕穴更是中醫裡面做臍療的重要部位。針對這個穴位有一個艾灸方法叫隔鹽灸，就是將一小把粗鹽塡在肚臍眼上，上面放上切成薄片的薑片，然後用艾柱灸，灸到最後，肚臍眼裡塡滿了黃黃的鹽薑水，這樣不但可以治療肚子痛，還可以治療尿頻症，對於身體的保健效果也相當好。

上了年紀的人如果經常感到身體冷痛，或者腹部不適，可以隔段時間做一次神闕穴隔鹽灸，對於保持充沛的精力是非常好的。

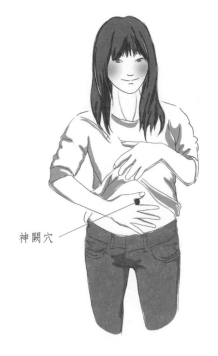

神闕穴

肚臍眼上的神闕穴

　　神闕穴在肚臍眼上，是腹部的核心，內部緊接大小腸，所以對於發生在腹部的疾病有很好的調理作用。在中醫理論中，「神」就是主宰人肉體的精神力量，而「闕」是古代君主所在城池的大門。單從名字來看，神闕穴就是一個很重要的穴位。我們知道，母體中的胎兒是靠胎盤呼吸的，神闕穴就在我們的肚臍眼上，也就是連接臍帶的地方。胎兒在母體的時候，靠臍帶供給營養，就好像瓜蒂一樣。肚臍眼是胎兒吸取營養的唯一途徑，所以也稱為「命蒂」，就是生命結蒂之處，非常重要。

🌹 深壓天樞穴

◎ **取穴：**天樞穴在肚臍兩旁兩個拇指寬度的位置。

◎ **手法：**按壓天樞穴的時候，取坐位或仰臥位，用食指和中指的指端慢慢深壓左、右天樞穴（臍旁2寸處）1至2分鐘，再慢慢抬起手指。反復做幾次，就會覺得腹痛明顯緩解。

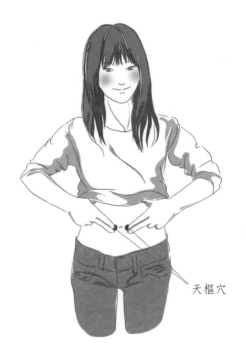

天樞穴

讓腹痛明顯緩解的天樞穴

樞，是樞紐的意思。人吃進的食物，重要的營養物質變成血液，不能吸收的東西從大腸排出體外，天樞穴就是大腸中的一個重要的樞紐。天樞穴是大腸的募穴，大腸的功能失常就會引起腹痛，因此取天樞穴來治療腹痛能取得非常好的效果。

注意事項

◎ 全腹劇痛、腹壁肌肉緊張，有可能是急腹症。急腹症常意味著病變廣泛及病情嚴重，應當立即尋求救治。

◎ 腹部劇烈疼痛持續1小時以上沒有緩解，應到醫院就診。

◎ 臍周疼痛或絞痛，突然發作、陣發性加劇，有可能是腸道蛔蟲症。

◎ 上腹部或臍周疼痛，常伴有嘔吐和腹瀉，可能是急性腸胃炎或胃潰瘍。

◎ 疼痛從右側肋下向右肩部放射，可能是膽囊炎或膽石症。

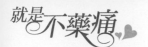

 貼心小叮嚀

這些事情應該避免

◎ 避免亂吃止痛藥。肚子痛病因不明時儘量不要服用止痛藥,以免干擾疼痛的性質而誤診。

◎ 避免吃東西狼吞虎嚥,避免吃生冷的食物,否則容易引起肚子痛。

◎ 對牛奶或植物纖維不適應的人應避免喝牛奶及食用粗纖維食物。否則吃了以後容易出現肚子脹痛。

◎ 避免喝酒過量。大量飲酒容易刺激腸道,引起肚子痛。

◎ 避免吃辛辣食物。刺激性強的食物容易引起肚子痛。

小錦囊

◎ 肚子痛的時候喝點溫開水,或用溫水泡腳,可以緩解疼痛。

◎ 肚子痛的時候,吃低脂肪、少纖維的飲食可以減輕腸道負擔。

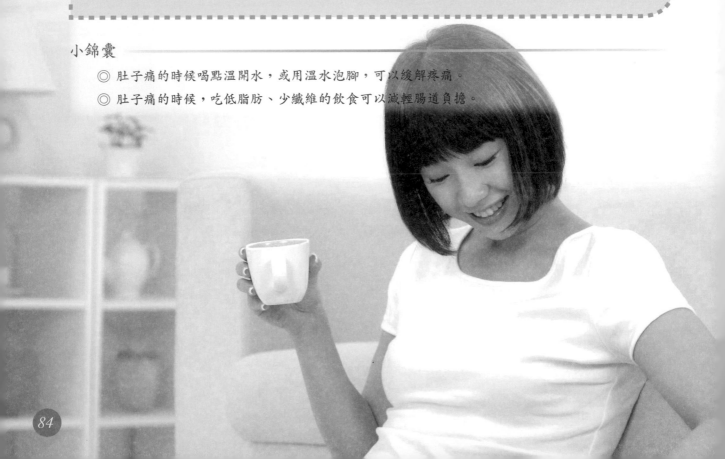

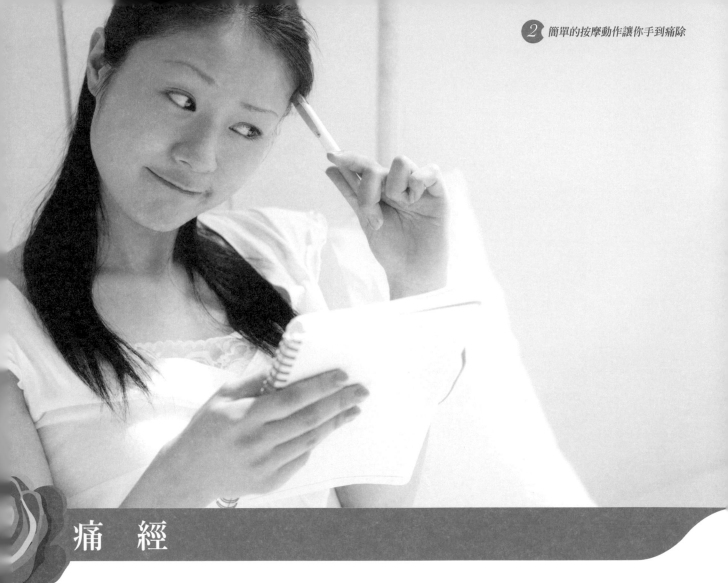

痛　經

　　痛經是女性最常見的一種疼痛，有痛經煩惱的女性最害怕的就是每個月的那幾天。痛經有原發性痛經和繼發性痛經之分。原發性痛經是指生殖器官無器質性病變的痛經，婦科檢查無異常發現，屬於一種過渡性生理反應，見於年輕女性，一般出現在月經初次來潮後半年至一年。繼發性痛經則是生殖器官器質性病變引起的痛經。不過無論是哪種情況，都可以用按壓穴位的方法來緩解疼痛。

按壓地機穴

◎ **取穴**：屈腿，找到內側橫紋頭，把除拇指外的四個手指併攏，以這四個手指的寬度向腳踝方向量，小腿骨後面的凹陷就是地機穴。

◎ **手法**：用單手拇指指尖慢慢用力按壓地機穴，由輕到重，以可以耐受的重壓進行操作。每次按壓3至5秒，重複數次，就會感到痛經症狀減輕許多。

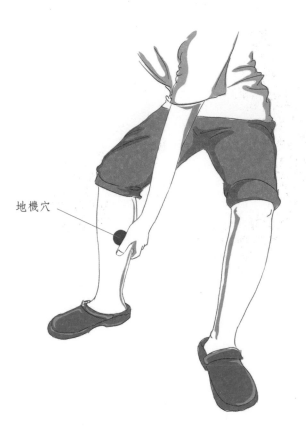

地機穴

治療婦科疼痛的地機穴

　　地機穴為脾經的郄穴，郄穴是經脈之氣深聚的地方，臨床上多用於治療各經的急症。中醫認為，脾主運化，為氣血生化之源，有生血和統血作用，脾所生、所統的血，直接為行經提供物質基礎。所以，地機穴是一個治療婦科血症的重要穴位。

推擦八髎穴

◎ **取穴：**八髎穴不是單一個穴位，而是上髎穴、次髎穴、中髎穴和下髎穴四個穴位的總稱，分布在身體兩邊呈對稱，一共八個穴位。找八髎穴的時候，須先找到腰部肌肉正下方兩塊突起的骨頭，骨頭的內側就是八髎穴四個穴位分布的地方。

◎ **手法：**這八個穴位的位置是兩條線，所以我們一般多用推擦的辦法。兩手握拳，拇指微屈，用兩個拇指的關節突起的部位來回推擦穴位，讓熱的感覺透過皮膚。

◎ **中醫點評：**如果有按摩油、按摩乳之類的外用藥膏，可局部塗抹或在推擦穴位時配合使用，效果更佳！

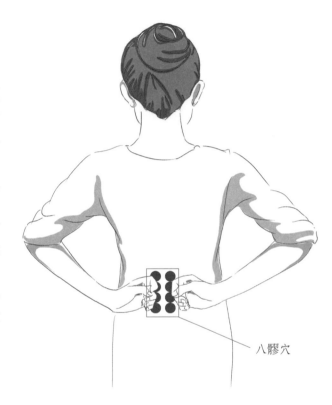

八髎穴

盆腔所在的胞宮區

　　八髎穴這個區域，正是盆腔所在之處，鄰近胞宮（子宮、卵巢、附件的統稱）。這個區域的皮肉應該是很鬆軟、能捏得起來的。如果不鬆軟，說明經絡肌膚之間有粘連，這種粘連正是體內尤其是胞宮有疾病的外在表現。婦科的一切疾病都與胞宮緊密相連，所以推擦這組穴位對其他婦科疾病也有幫助。

熱敷氣海穴和關元穴

◎ **取穴：**氣海穴在小腹下方的骨頭正中和肚臍連線中點略上的位置。關元穴在小腹下方的骨頭正中和肚臍連線中點略下的位置。

◎ **手法：**按壓的時候，用右手三個指頭一起慢慢用力按壓兩個穴位，以可以耐受的重壓進行操作，每次按壓3至5秒，重複數次。

　　痛經的時候，可以把熱水袋放在這兩個穴位的上方，對緩解疼痛很有好處。

◎ **中醫點評：**氣海穴和關元穴位置相近，都在下腹部；作用也相近，都有大補元氣的作用。痛經的時候，會感到這個部位不適。經常按壓這兩個穴位，可以清除腹部積存的廢氣，促進全身血液循環，使人精力充沛。

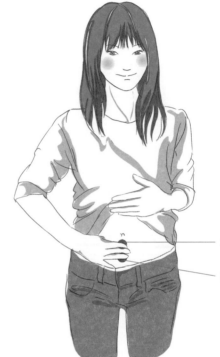

氣海穴

關元穴

注意事項

　　如果痛經史較長，應該考慮是否為繼發性痛經。繼發性痛經可能由子宮內膜異位症、先天性子宮畸形（包括雙角子宮、中隔子宮、殘角子宮、陰道橫隔等）、盆腔炎症、子宮肌瘤、子宮息肉、子宮粘連、宮頸管狹窄、卵巢囊腫及盆腔淤血綜合症等引起。如果痛經比較嚴重且歷史較長，建議到醫院檢查，及早查明病因。

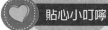 貼心小叮嚀

這些事情應該避免

◎ 注意經期衛生。經前期及經期中少吃生冷和辛辣等刺激性強的食物。

◎ 痛經女性要少吃或不吃含咖啡因的食物。咖啡因會讓人神經緊張,容易導致月經不適,此外咖啡所含的油脂也會刺激小腸,引起腹痛。

◎ 避免精神緊張。原發性痛經的發生明顯受精神、心理因素的影響,常常是痛經重、精神高度緊張,甚至對行經恐懼,而精神緊張又促使神經系統的敏感性增高,痛閾降低,使痛經的症狀更為嚴重。

◎ 避免受涼。天氣嚴寒又保暖不足,或是酷暑難忍突然進食大量冷飲,使機體處於過激狀態,也會加重痛經的症狀。

小錦囊

◎ 少吃過甜或過鹹的食物,多吃蔬菜、水果、雞肉、魚肉。

◎ 臨睡前喝一杯加蜂蜜的熱牛奶能減輕痛經症狀。

◎ 在腹部放置熱水袋,或多喝熱開水,能明顯減輕痛感。

◎ 平時要加強體能訓練,尤其是體質虛弱者。

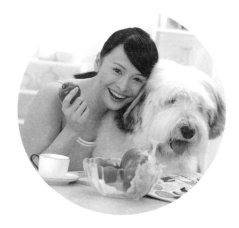

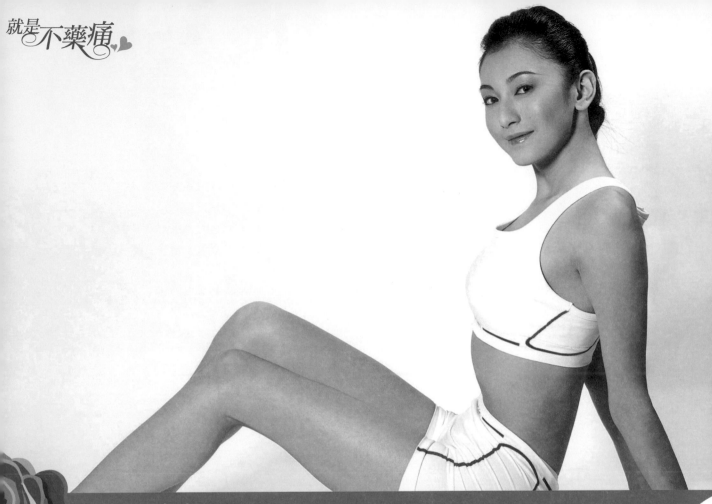

就是不藥痛 ♥

急性腰痛

　　腰痛是生活中一種常見的疾病，也是針灸推拿醫生最常見的案例。日常生活中只要稍不注意，比如運動不當、超時工作、外力傷害等就會造成急性腰痛。比較輕的腰部扭傷，只要臥床休息一段時間，貼貼傷筋膏藥就可以恢復。但有的人會因此出現習慣性腰痛。急性腰痛時我們一般建議是不要動多多休息，針灸科醫生會透過刺激幾個穴位來幫助緩解疼痛，讀者不妨學學，不但有助於腰痛的快速緩解，還可以有預防的作用。

🌹 按壓後溪穴

◎ **取穴**：找後溪穴的時候，先握拳，掌中橫紋在手掌小指側的末端處就是後溪穴。

◎ **手法**：按壓的時候，拇指端放在後溪穴上，向掌心方向按壓5秒，以感到酸脹為佳。重複5次。

◎ **中醫點評**：如果女孩子手指力氣不夠，可以借助比較圓潤的硬物，如鋼筆的尾部等來刺激這個穴位。

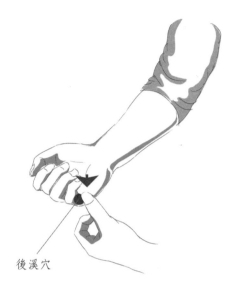

後溪穴

補精益氣的後溪穴

後溪穴為八脈交匯穴之一，通於督脈，有舒經利竅、補精益氣的功效。因為它可以直接通到督脈，屬於八脈交匯穴裡面很重要的一個穴位。督脈主一身陽氣，按揉它可以振奮全身的陽氣，所以按壓這個穴位對急性腰痛有很好的治療功效。

刺激腰背痛的特效穴 —— 委中穴

◎ **取穴**：委中穴在膝關節的後面，也就是膕（膝後的彎曲處）窩處，腿屈曲的時候，膕窩橫紋的中點。

◎ **手法**：操作的時候可以一點一放，同時配合腿部伸屈，並適當活動腰部。很多人在點按的同時，馬上就會感到腰部輕鬆。

◎ **中醫點評**：針灸界有一句老話，叫「腰背委中求」，就是說腰背處的不舒服就到委中穴的地方去找。這個穴位還有很強的清熱活血的作用，經常按壓它，可以預防坐骨神經痛。

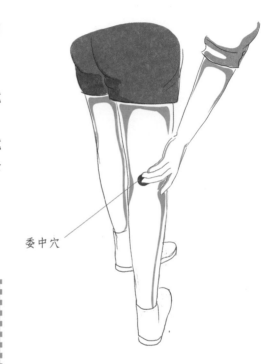

委中穴

注意事項

急性腰痛的原因很多，如果出現下述情況，就需要到醫院去了：

◎ 無法忍耐的劇烈疼痛。

◎ 伴隨有發熱現象。

◎ 腰以外的關節也痛。

◎ 伴隨有排便、排尿、月經等的異常。

◎ 穴位按摩數日後疼痛沒有緩解，或者症狀加重者。

配合活動

腰痛急性發作時，應該不要動多多休息。但在平時，則可以做一些練習，防止疾病復發。

◎ 旱泳法：仰臥，左、右手輪流帶動手臂上下
　拉動數次，帶動肩臂部位。

◎ 抬臀法：仰臥，兩手放頸後，拱起兩腿，彎
　曲成100°左右，慢慢吸氣，同時慢慢抬起臀
　部至自己能提升到的最高限度，然後慢慢呼
　氣，同時慢慢放下臀部，連續重複7至10次。

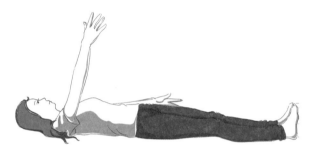

旱泳法

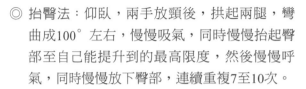
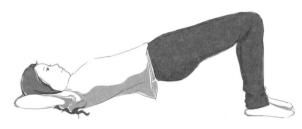

抬臀法

◎ 擺膝法：仰臥，雙腳彎曲，雙膝夾緊，雙膝
　先擺向左邊，之後擺向右邊，擺動的時候上
　身保持不動，重複5至10次。

◎ 踢腿法：仰臥，左腿向上踢，放下，然後右
　腿向上踢，再放下，輪流做10次。

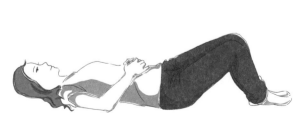

擺膝法

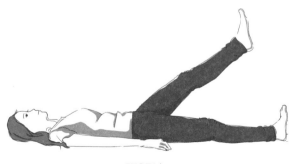

踢腿法

◎ 飛燕法：俯臥，兩手後伸，兩腿上抬，使腰部成一彎曲的拱形，再放鬆，連續做20至30次。

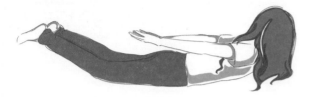

飛燕法

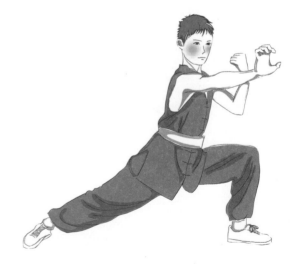

♥ 貼心小叮嚀

這些事情應該避免

◎ 避免運動不當。突然做激烈的運動容易拉傷腰部肌肉，導致腰痛。

◎ 避免彎腰負重。腰部不能承受過重的份量，否則會導致腰肌損傷。

小錦囊

◎ 腰扭傷的時候要平躺，保持靜止狀態，並將浸過冷水的毛巾放在疼痛部位。

◎ 急性腰痛的時候，仰臥會加重腰部的負擔。將膝蓋彎曲側臥，有助於腰痛的緩解。

◎ 平時有意識地鍛鍊腰部肌肉，可以打打太極拳，增強腰部力量，培養腰部肌肉的柔韌性，減少損傷的概率。

◎ 經常倒走，可以有效矯正腰部的不正確的姿勢，減小骨盆前傾和腰椎前凸的同時，還能鍛鍊腰部肌肉。

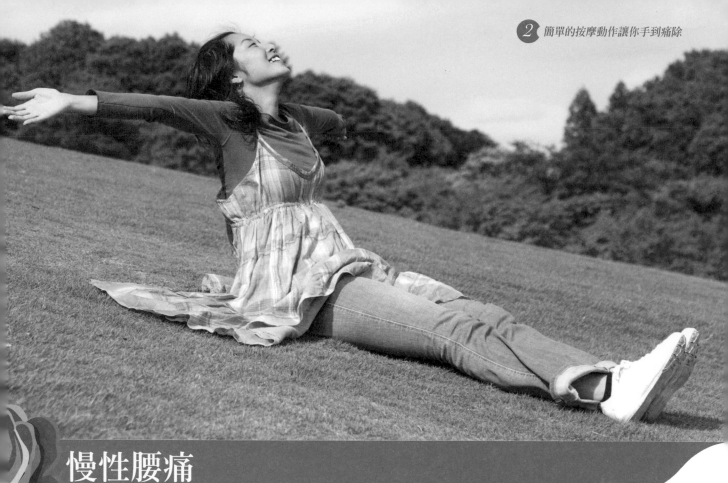

慢性腰痛

　　急性腰扭傷未經適當治療或治療不徹底、長期不良姿勢導致腰部軟組織勞損、過度肥胖增加腰部負擔，都會使腰肌疲勞而出現疼痛。

　　通常慢性腰痛的治療方法有藥物止痛、按摩和理療等，雖然短期內能緩解慢性腰痛，但常常花費不菲。另外，腰痛會反復發作、久治不癒，且隨著年齡的增長而加重。醫生們對此也頭痛不已，所以才有「病人腰痛，醫生頭痛」的說法。

　　慢性腰痛的治療需要本人和醫生的配合，如果自己能夠在家裡進行穴位按摩治療，對於慢性腰痛治療效果的提高是很有幫助的。

🌹 按壓兩側的腎俞穴

◎ **取穴**：要找到腎俞穴，必須先摸到兩側肋骨的下緣，在該水平脊椎兩旁一個半拇指寬的位置就是腎俞穴。

◎ **手法**：按壓腎俞穴的時候，兩手叉腰，兩個拇指端放在腎俞穴上，其餘手指輕輕地放在腰部兩側。用力按壓5秒，以感到酸脹為佳。重複5次。

◎ **中醫點評**：中醫認為，腎藏精，腎虛以腎精不足為主要症狀。一般症狀有精神疲乏、頭昏、耳鳴、健忘、腰酸、頭髮早白等，男性會出現遺精、陽痿，女性則會出現月經減少、白帶清稀等。腎俞穴是腎的「背俞穴」，是腎臟精氣在背後聚集的地方，按壓它可以改善腎臟精氣不足的狀況。

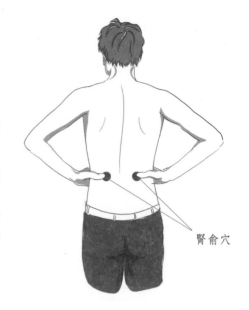

腎俞穴

注意事項

◎ 長時間有慢性腰痛的人，應該到醫院去做檢查，以排除腫瘤、結核等疾病的可能性。

◎ 如果伴隨有下肢酸痛麻木的症狀，可能是腰椎間盤有問題，也需要到醫院去做檢查。

貼心小叮嚀

這些事情應該避免

◎ 避免過度疲勞。疲勞會使腰部的抗壓能力降低，引起腰痛。

◎ 避免久坐久立，否則會造成腰部受壓過大，時間過長易引起腰部損傷。

🌹 熱敷腰陽關穴

◎ **取穴**：腰陽關穴在兩側骼骨中間的位置。骼骨就是我們平
常繫腰帶的地方。先順著腰部往下摸，會摸到腰部
兩旁各有一塊骨頭，這就是骼骨。將雙手拇指放在
骼骨的邊緣，雙手食指在背後交會，兩食指連線的
中點就是腰陽關穴。

◎ **手法**：經常腰部疼痛的人，可以趴著，用熱毛巾或者熱水
袋在腰陽關穴的位置熱敷，並保持一定的熱度，每
次敷20分鐘到半小時即可。

◎ **中醫點評**：如果身邊沒有合適的物品，也可以採用按摩
的方式，將拇指按在腰陽關穴的位置打轉按
摩，每次按揉100次，可以很好地改善疼痛的
症狀。

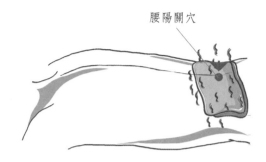

腰陽關穴

改善腰部疼痛的重要戰略地位—— 腰陽關穴

　　在我們身體上，有兩個這樣兩相呼應的「關隘」，就是任脈上的關元穴和督脈上的腰
陽關穴。很多人都知道關元穴在腹部。關是關口，元是元氣，關元穴是任脈上元陰、元陽相
交之處。而腰陽關穴就相當於關元穴在背部的投影。腰是指位置在腰上，陽是指在督脈上，
督脈為陽脈之海。腰陽關穴就是督脈上元陰、元陽的相交點。這個穴位在人體的「戰略地
位」極其重要，是陽氣通行的關隘。

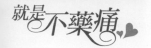

配合活動

平時做做腰部操，可以防治腰肌勞損。

◎ 推腰：站立位，兩手對搓發熱後，重疊放
於腰椎正中，由上向下推搓30至50次，至
局部產生熱感為止。

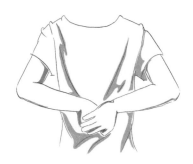

推腰

◎ 揉腰：取坐姿或站立位，兩手分別放在後
腰左、右兩側，用掌心上下緩慢揉搓至發
熱為止。

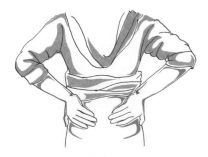

揉腰

◎ 捏腰：正坐或站立位，兩手分別拿捏、提
放腰部肌肉15至20次。

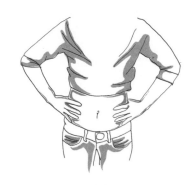

捏腰

◎ 壓腰：兩手叉腰，兩手拇指分別按於兩側
腰眼處，用力擠壓，並旋轉揉按，先順時
針方向，後逆時針方向，各做36次。

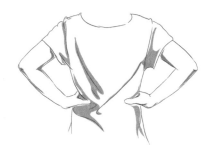

壓腰

◎ 叩腰：雙手半握拳，用兩拳的背面輕叩腰骶部，以不引起疼痛為度。左、右兩側同時進行，各叩30次。

◎ 抓腰：雙手反叉腰，拇指在前，按壓於腰側不動，其餘四指從腰椎兩側用指腹向外抓擦皮膚，從腰眼到骶部方向進行，兩側各抓36次。

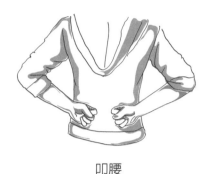

叩腰

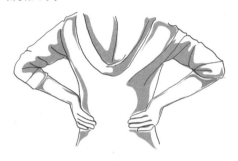

抓腰

小錦囊

◎ 選一把合適的椅子。軟硬適中、大小恰當的椅子，可以減輕腰部肌肉的負擔。

◎ 平時經常坐著閱讀和工作的人，連續看書和工作半個小時左右，應站直身體，雙手扶住後腰，身體向後傾，做做伸懶腰的動作。

◎ 控制好體重，避免高脂肪、高糖的飲食。

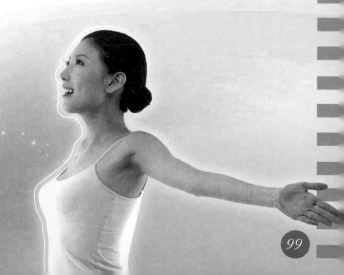

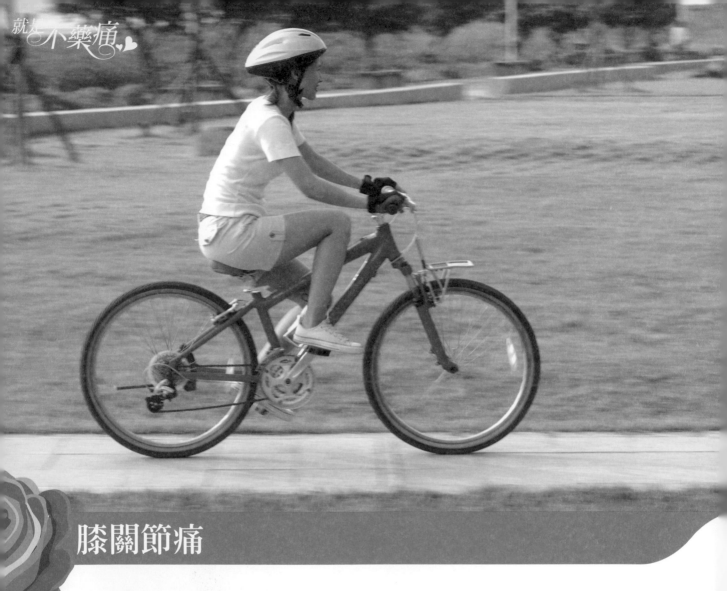

膝關節痛

　　俗話說：「人老從腿先老，腿老必從膝先老。」這話說得千眞萬確，大多數老年人都有這樣的經歷，60歲以後，在全身的各大關節中，出現問題最早、最多的就是膝關節。症狀往往是經常出現膝關節疼痛、屈伸不利、腫脹、下蹲困難等症狀，爬樓、負重或變天時疼痛加重，或有格格作響等表現，嚴重時甚至行走都有困難。

膝蓋疼痛困擾著許多人，刺激膝蓋周圍的血海穴、陽陵泉穴、膝眼穴等穴位，都有增強膝關節周圍肌肉力量、強化膝關節的作用。下面爲讀者介紹這些穴位的取穴方式及按摩手法：

按壓拍打血海穴

◎ **取穴：**血海穴在膝蓋內上側。可以將對側的手掌心對準膝蓋正中，拇指和食指成45°，拇指指尖所在的位置就是血海穴。

◎ **手法：**按壓的時候，將拇指端放在血海穴上，用力按壓5秒，以感到酸脹爲佳。重複五次。

　　也可以用拍打的方法。坐在椅子上，右腿架在左腿上，手掌拍打右腿的血海穴數次；然後左腿架在右腿上，拍打左腿的血海穴，輪流拍打10至15次。

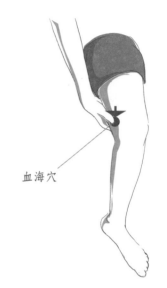

血海穴

與氣血流通有重要關係的血海穴

　　在人體上，有很多以「海」命名的穴位，如小海穴、氣海穴、少海穴等，都是某種物質很充足的地方，像大海一樣，容量很大，海納百川。血海穴就是容納血的地方，是一個活血、補血的重要穴位，對促進膝關節的氣血流通有很重要的作用。另外，血海穴對婦科病的治療也有著重要的作用。

就是**不藥痛** ♥

🌹 前後按壓陽陵泉穴

◎ **取穴**：膝蓋下面外側有一塊突起的圓而小的骨頭，陽陵泉穴就位
於這塊骨頭前下方的凹陷中。

◎ **手法**：按壓的時候，將單手拇指指尖按在陽陵泉穴上，做前後方
向的按壓。每次按壓5秒，重複5次。每天反復多次按壓。

◎ **中醫點評**：陽陵泉穴是膽經的合穴，為筋之會穴。以中醫五輸穴
的說法來論，經脈走入合時其經氣為最強。由此可以
得知，陽陵泉一穴，因為它的經氣最強，入臟很深，
故通上達下的作用也是最強的。它有舒筋脈、清膽
熱、驅腿膝風邪、疏經絡濕滯之功，主治膝關節痛、
坐骨神經痛、偏癱、胸痛、膽囊炎等。

除此之外，由於它是「筋會」，一切筋的毛病都可以
找陽陵泉穴，而且它又位於膝關節的旁邊，治療膝關
節痛最拿手。

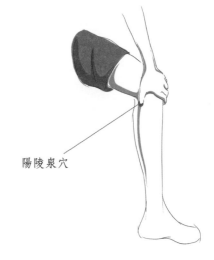

陽陵泉穴

🌹 用吹風機吹內外膝眼穴

◎ **取穴**：膝蓋下面有兩個凹陷，外側的叫外膝眼穴，內側的叫內膝
眼穴。

◎ **手法**：可以用吹風機吹，直至兩個穴位的周圍都感覺溫熱。注意
吹風機不可靠得太近，以免燙傷。

◎ **中醫點評**：膝關節是由大腿的股骨、小腿的脛骨和腓骨，以及膝
蓋正中的髕骨組成的。髕骨下面有兩個凹陷，一般多
是凹進去的，就像人的兩個眼睛，所以叫膝眼。如果
這個位置凸出來，就可能是膝蓋積水或腫脹了。

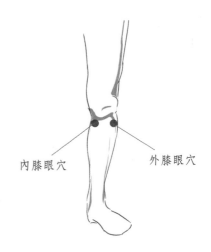

內膝眼穴   外膝眼穴

配合活動

◎ 坐位抱腿：端坐，用兩手將左腿抱住慢慢向上提起，儘量將大腿貼近腹部。放下左腿，再抱起右腿，重複以上動作。左、右腿輪流做3至5次。

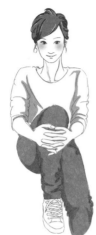

坐位抱腿

◎ 平臥蹬腿：仰面躺平，然後抬起左腿，用力蹬踩，接著再抬起右腿，蹬踩。左、右腿輪流做10次。

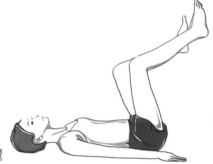

平臥蹬腿

◎ 平臥抬腿：仰面躺平，兩腿自然分開，兩隻腳慢慢從床上抬起20°至30°，稍靜止一會兒，再慢慢放下。膝蓋不疼痛的話，將靜止的時間延長或在腳腕處綁一個沙袋，這樣做有增加腿部肌肉力量的效果。

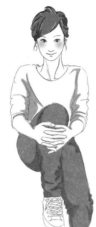

平臥抬腿

◎ 拍打膝蓋：雙手輪流拍打膝蓋髕骨，可以使膝蓋血液循環加速。經常拍打，可以消除膝蓋四周的肌肉疲勞，恢復韌帶彈性，消除因勞損造成的膝蓋痛。

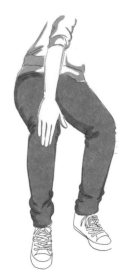

拍打膝蓋

就是不藥痛

貼心小叮嚀

這些事情應該避免

◎ 避免登山、上下樓以及負重20公斤以上的運動。

◎ 避免過久站立。

◎ 避免過度活動和過度負重。

小錦囊

◎ 老年人不宜參加劇烈運動。在運動前，要注意熱身活動，以免損傷關節。應選擇適合自己的項目進行鍛煉，如散步和游泳等。

◎ 在日常生活中，不管是走路、勞作還是外出旅遊，一定要加強自我保護，特別是老年人，一切行動應始終貫穿一個「慢」字，避免登高涉險，防止摔倒，防止發生腰、膝和踝關節扭傷挫傷、半月板撕裂傷等。

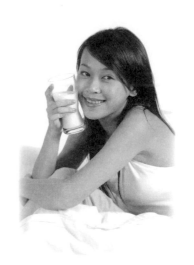

◎ 體重增加會導致膝關節負荷增加，使關節軟骨磨損程度加重。如果體重超標，要注意減輕體重。

◎ 秋末初春時節還要注意腰、膝等處的防寒保暖，避免涉水淋雨、坐臥濕地，防止風、寒、濕邪的侵襲。

◎ 多吃含鈣豐富和有強筋壯骨作用的食物，如牛奶、蝦皮、豆製品、蓮藕、蹄筋等，可預防與減少骨質疏鬆的發生。

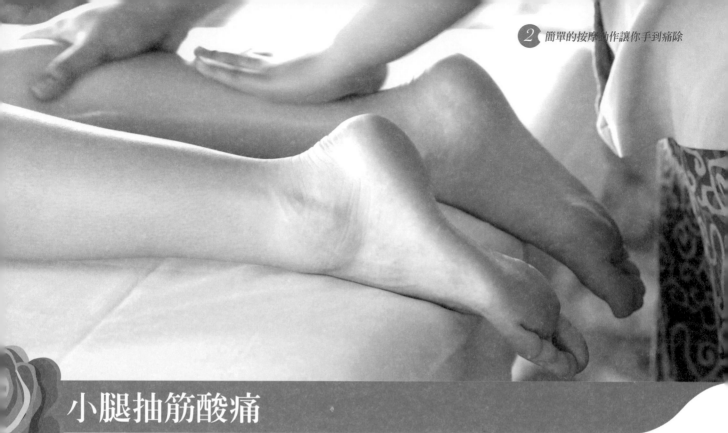

小腿抽筋酸痛

　　鄰居家80歲的大伯有段時間經常小腿抽筋，這雖然不是什麼大病，但卻讓他每天晚上不能入睡，非常痛苦。去醫院檢查，也不知道該掛什麼科。我上門用按壓穴位的方法爲他治療了一次就好了，之後也沒有再發過。

　　抽筋的學名叫肌肉痙攣，以發生在小腿和腳趾的肌肉痙攣最常見，發作時也最爲疼痛難忍。尤其是半夜抽筋時往往把人痛醒，影響睡眠。老年婦女雌激素水準下降、骨質疏鬆，導致血鈣水準過低，肌肉應激性增加，特別容易發生小腿抽筋。有的人睡眠姿勢不好，也會引起小腿肌肉抽筋。

　　當發生抽筋時，只要「反其道而行之」，即朝其作用力相反的方向扳腳趾並堅持1至2分鐘以上就可收效。具體來說，如果是小腿後面的肌肉抽筋，可扳腳趾使腳板蹺起，同時儘量伸直膝關節。當小腿前面的肌肉抽筋時，可壓住腳板並用力扳屈腳趾。當然，我們還可以用按壓穴位的方法來緩解肌肉痙攣，解除小腿抽筋的症狀。

🌹 按壓承山穴

◎ **取穴**：伸小腿或上提足跟時，可以看到在小腿後側中間肌肉收縮時會形成一個「人」字形的分叉，承山穴就在這個「人」字形溝的頂點處。

◎ **手法**：將單手拇指端按在承山穴上，儘量用力，並堅持點住不要放鬆，直至抽筋症狀緩解為止。

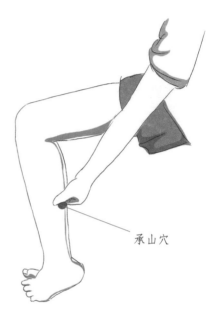

承山穴

兼具治療痔瘡效果的承山穴

　　承山穴在小腿肌肉的下面，像山谷一樣，取穴時更突顯，就像在下面托起一座山峰一樣，所以稱為承山穴。經常抽筋的人，平時按壓這個地方，會覺得非常酸痛。這個穴位不但可以治療抽筋，對治療痔瘡也有很好的效果。

小錦囊

◎ 安排適當的體能鍛煉。

◎ 適當補充鈣質。每天喝一杯牛奶，平時在戶外時可多活動，多接受一些太陽光的照射。

◎ 穿舒適的鞋子。平足和其他身體構造的問題使一些人特別容易發生小腿抽筋，合適的鞋子是彌補的方法之一。

◎ 拉鬆被褥，可以防止腓腸肌和足底肌肉緊繃。

◎ 睡前伸展腓腸肌和足部肌肉有助於預防抽筋。

敲打飛揚穴

◎ **取穴**：飛揚穴在承山穴斜下外側一個拇指寬度的地方。

◎ **手法**：飛揚穴也可以用拇指來按壓，如果用拳頭敲擊的話，基本上一拳頭就同時敲到了飛揚穴和承山穴。

◎ **中醫點評**：飛揚也就是飛騰、飛起的意思。這個穴位是膀胱經的絡穴，與少陰腎經相連，同時還溝通奇經八脈的陰蹻脈和陽蹻脈，「蹻」有輕健矯捷的意思。所以，它有主管人體矯健的作用。我們說健步如飛，就是和此穴息息相關，所以稱之為「飛揚」。

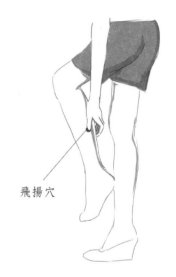

飛揚穴

按壓陰陵泉穴

◎ **取穴**：在膝蓋內側會摸到一塊突起的骨頭，順著骨頭的下方和內側摸，會摸到一個凹陷，就是陰陵泉穴。

◎ **手法**：如果小腿長時間處於同一個姿勢，氣血不能很好地運行的時候，可以用自己的拇指去按壓一下陰陵泉穴，用拳頭敲打也有效果。經常刺激這個穴位，可以防止小腿抽筋。

◎ **中醫點評**：人體有很多成雙成對的穴位，它們的名字成對，位置也相對，比如陰陵泉穴和陽陵泉穴。這兩個穴位分別位於膝關節的內側和外側，都有一個「泉」字，是氣血比較旺盛的合穴。陰陵泉穴不但對小腿肌肉方面的疾病有效，還是一個治療水腫的重要穴位。

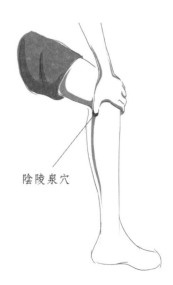

陰陵泉穴

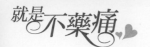

配合活動

經常小腿抽筋的人，平時可以做一些腿部的保健。

◎ 搓腿側：將雙手放在腳踝內側，兩手交替向上從腳踝摩搓至大腿跟部。

◎ 壓腿肚：像包圍腿部一樣，將一隻手放在腿內側，另一隻手握住腿外側，雙手交替移動，拇指和虎口用力，從上向下按壓腿肚。

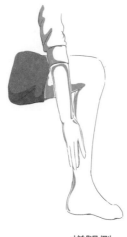

搓腿側

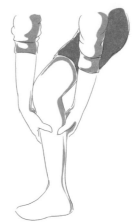

壓腿肚

 貼心小叮嚀

這些事情應該避免

◎ 避免外界環境的寒冷刺激。如冬季夜裡室溫較低，睡眠時蓋的被子過薄或腿腳露在被外，就容易發生小腿抽筋。

◎ 避免休息不足或休息過多，導致局部酸性代謝產物堆積而發生抽筋。

◎ 避免走路或運動時間過長，使小腿肌肉緊張而導致抽筋。

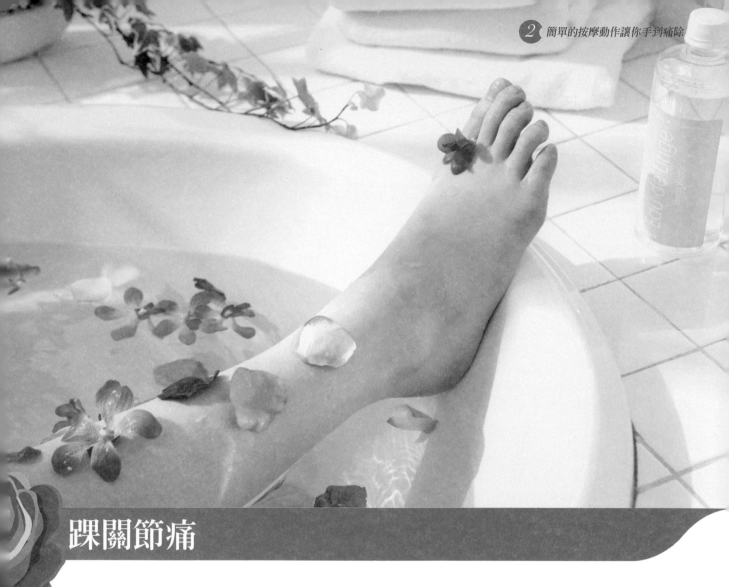

踝關節痛

　　俗話說：「樹老根先竭，人老腳先衰。」踝關節是人體最下部的一個大關節，每天承受著全身的重量，還要負擔跑、跳時帶來的額外壓力，是一個容易受傷和衰老的地方。急性扭傷的時候，主要用冷敷和休息來治療。慢性踝關節痛，可以藉由按摩和鍛煉，使其快速緩解。平時，我們還可以透過按摩的方法，使踝關節更加強健。「養樹養根，養人護腳」。讓我們用穴位按摩的方法來養護和關懷踝關節吧！

🌹 按壓拍打三陰交穴

◎ **取穴：**找三陰交穴，需要先找到內踝尖，把除拇指外的四個手指併攏，以這四個手指的寬度向膝蓋方向量，小腿骨後面的凹陷就是三陰交穴。

◎ **手法：**將單手的拇指指尖按在三陰交穴上，慢慢用力按壓。每次按壓3至5秒，重複5次。也可以用手掌輪流拍打三陰交穴。

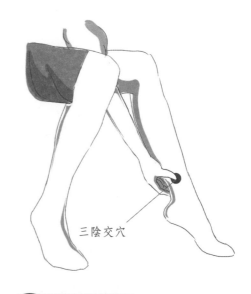

三陰交穴

調肝補腎、安神的三陰交穴

　　三陰交穴有脾經、肝經、腎經三條陰經氣血交會於此，故名三陰交穴。三條陰經都繞過踝關節，所以刺激這一穴位，就有同時治療三條經的作用。該穴應用廣泛，除可健脾益血，還可調肝補腎，亦有安神之效，可幫助睡眠。中醫有句話叫「少腹三陰謀」，是因為這個穴位還是改善下腹部症狀的重要穴位。

貼心小叮嚀

這些事情應該避免
◎ 避免運動前不做準備活動。
◎ 避免腳踝部受涼。
◎ 避免穿不合適的鞋子。

🌹 刺激解溪穴

◎ **取穴**：找解溪穴的時候，我們可以保持坐姿，平放雙腳，在腳背和小腿交界的地方有一條橫紋，解溪穴就在這條橫紋的中央凹陷處。

◎ **手法**：按壓解溪穴時，可以用力按住這個穴位，並活動踝關節，這樣可以使關節更加放鬆。平時在洗腳或看電視的時候，用另一隻腳的腳後跟去按摩解溪穴，也是一個偷懶的方法。

◎ **中醫點評**：我們全身有很多帶「溪」字的穴位，比如陽溪穴、太溪穴，它們和解溪穴一樣，都在手腕或踝關節的附近，是比較狹小的凹陷。刺激解溪穴，可以促進踝關節的氣血流通，使踝關節的病症早日康復。

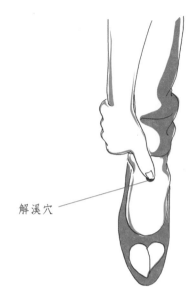

解溪穴

小錦囊

◎ 急性踝關節扭傷的時候，局部應該冷敷，並避免太強的刺激。

◎ 慢性踝關節痛，局部可以用熱敷和貼膏藥的方法。

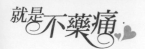

配合活動

1. 坐位，一手握住腳踝，一手壓著腳趾。壓著腳趾的手不斷向下壓，將力量傳導到腳踝。放鬆壓腳趾的手，然後再用力壓，一壓一鬆，前後四至六次。

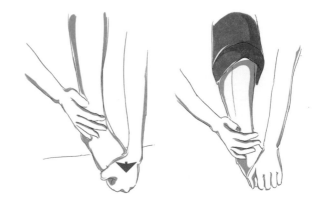

2. 坐位，一手握住腳踝，一手拉著腳趾。拉著腳趾的手用力向腳踝方向扳。放鬆扳腳趾的手，然後再用力壓，一壓一鬆，前後4至6次。

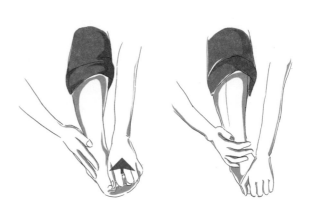

112

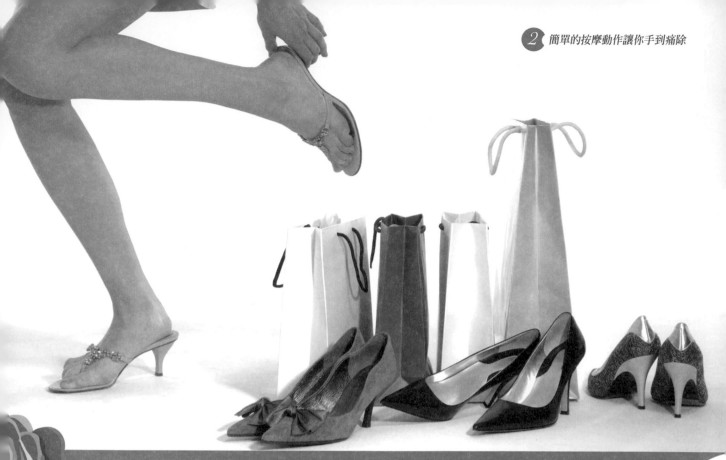

足跟痛

　　「千里之行，始於足下」。每個人一輩子要走很多路，站很長時間。腳在人體的最下部，承受著全身的重量，所以最容易受到損傷。人的腳後跟由33個關節和100多條肌腱與韌帶組成，腳底的韌帶緊連著跟骨的底端，當人行走時，巨大的牽拉力集中在跟骨下面韌帶上一個狹窄的區域內，反復的牽拉摩擦容易導致韌帶和骨骼結合部位發炎，造成疼痛。年紀輕的時候有一點損傷或炎症很快就會修復，但是到了中年以後，新陳代謝差了，很多人的足跟痛總是不會好。

　　足跟痛的人非常痛苦。一走路就痛，站著時那裡也痛，早晨起來兩腳不能落地，一落地，那個痛啊！真是說不出來。按摩可以有效緩解這種疼痛。

🌹 刺激湧泉穴

◎ **取穴**：湧泉穴位於腳底的中央稍靠趾尖一側，腳趾從左右兩側向內側彎曲的時候出現的凹陷處。

◎ **手法**：按壓湧泉穴的時候，可以右手握拳，用拳頭的中指關節敲打湧泉穴50至100下，每天2次。也可以經常用拇指推擦湧泉穴，使其發熱。光腳在鋪著鵝卵石的小路上行走，對這個穴位也有很好的刺激作用。

◎ **中醫點評**：中醫認為，「脾為後天之本，腎為先天之本」。人一旦過了中年之後，氣機收斂、經氣不夠，就要從腎經調一些上來。調了腎經的老本，就會出現足跟痛。中國有一句老話叫「人老腿先老」。所以，治療足跟痛要先治療腎經。

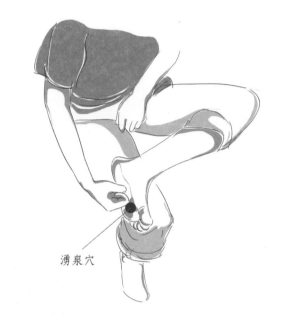

湧泉穴

常保人精力旺盛的湧泉穴

　　湧泉穴為全身俞穴的最下部，為腎經的首穴。現存最早的醫學著作《黃帝內經》中說：「腎出於湧泉，湧泉者足心也。」意思是說：腎經之氣猶如源泉之水，來源於足下，湧出灌漑周身四肢各處。所以，湧泉穴在人體養生、防病、治病、保健等各個方面有它的重要作用。俗話說：「若要老人安，湧泉常溫暖。」據臨床應用觀察，如果每天堅持推搓湧泉穴，可使人精力旺盛、體質增強。

足跟踩踏太白穴

◎ **取穴**：仰臥或正坐，足底放平，可以看到大腳趾和腳掌的連接處的突起，這個突起的後下方赤白肉際交界處有一個凹陷，就是太白穴。

◎ **手法**：太白穴可以用拇指來按壓。還有一個方法，就是用對側的足跟來踩踏太白穴，這樣既按摩了穴位，又刺激了足跟，一舉兩得。

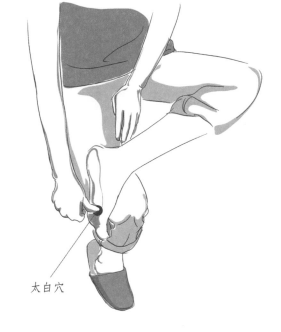

太白穴

太白金星的故事

　　太是大的意思，白在中醫中代表肺金，也有明亮的意思。在星象中，太白是金星。大腳趾和腳掌的關節高高地突起，這裡的皮膚比別的地方要白一些，所以得名。

貼心小叮嚀

這些事情應該避免
◎ 避免穿薄底的布鞋。
◎ 避免長時間站立和行走。

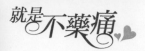

◎ 踮腳：自然站立，足跟併攏，足尖外展成90°，兩臂自然下垂；然後足跟向上提起，掌心有意識地下按，同時配合吸氣。稍作停頓後，隨著呼氣足跟下落著地，身體放鬆，兩手還原成自然下垂狀態。每次進行5至10分鐘。

◎ 乾洗腳：端坐，雙手合圍，握住一側大腿跟部，然後向下稍用力按摩，一直按至踝部，再反向從踝部回按至大腿跟部。然後，用雙手對足部進行全方位的按摩揉捏，包括足背和足底。再用同樣的方法按摩另一條腿和足部，並重複10至20次。

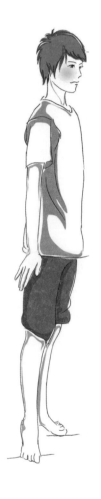

踮腳

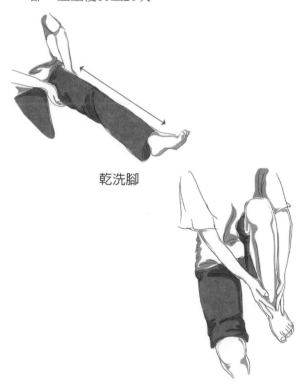

乾洗腳

◎ 拍腳：端坐，脫去鞋襪，兩手放在大腿上。兩腳掌相對互拍，就像拍手一樣，做8至24次，使兩腳產生熱脹的感覺。休息片刻，然後再做3遍。

小錦囊

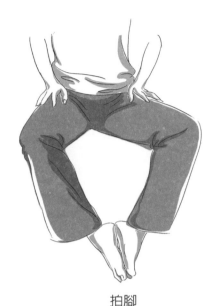

拍腳

◎ 陳醋1000毫升，加熱至足部可浸入的溫度，浸泡患足，每次20至30分鐘，每日1至2次，一般連用半個月，足跟痛開始逐漸減輕。

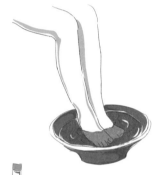

1000毫升

◎ 如果足跟部已經有了疼痛發炎的現象，應適當休息、少走路、少彈跳，宜穿寬鬆柔軟、輕便舒適的鞋，讓韌帶充分休息。可以採用一種「跟骨墊」將後跟墊高，使腳掌受力點前移，減少後跟韌帶的拉力，幫助韌帶盡快恢復。

◎ 用溫水泡腳，有條件時輔以理療，可以減輕局部發炎症狀，緩解疼痛。

就是不藥痛

編　　著：徐勇剛・宋鴻權・陳奇才
出　　版：葉子出版股份有限公司
發 行 人：馬琦涵
總 編 輯：閻富萍
企劃主編：范湘渝
專案業務：高明偉

地　　址：臺北縣深坑鄉北深路三段 260 號 8 樓
電　　話：886-2-8662-6826
傳　　真：886-2-2664-7633
服務信箱：service@ycrc.com.tw
網　　址：www.ycrc.com.tw
印　　刷：鼎易印刷事業股份有限公司
ＩＳＢＮ：978-986-6156-03-8
初版一刷：2010 年 12 月
新 台 幣：199 元

總 經 銷：揚智文化事業股份有限公司
地　　址：臺北縣深坑鄉北深路三段 260 號 8 樓
電　　話：886-2-8662-6826
傳　　真：886-2-2664-7633

本書由浙江科學技術出版社授權在臺發行中文繁體字版，中文簡體字版
書名為《手到痛除的智慧》(2010)

國家圖書館出版品預行編目資料

就是不藥痛／徐勇剛，宋鴻權，陳奇才編著.
 -- 初版. -- 臺北縣深坑鄉：葉子, 2010.12
    面；　公分

   ISBN　978-986-6156-03-8（平裝）

   1.穴位療法

413.915   99023689